重粒子线癌症治疗
——无需开刀的疗法

精准打击、副作用少、
世界先进肿瘤放疗技术的发展历程与现状

原　著　辻井博彦（*Hirohiko Tsujii*）

　　　　镰田　正（*Tadashi Kamada*）

译　者　唐劲天（清华大学工程物理系）

　　　　吴芝燕（大阪重粒子线中心）

审　校　张大镇（QST 医院）

U0288063

人民卫生出版社

© 公益财团法人医用原子力技術研究振興財団 2017

图书在版编目（CIP）数据

重粒子线癌症治疗：无需开刀的疗法 /（日）辻井博彦原著；唐劲天，吴芝蒸译 .—北京：人民卫生出版社，2019

ISBN 978-7-117-29008-1

Ⅰ.①重… Ⅱ.①辻…②唐…③吴… Ⅲ.①癌 – 治疗 Ⅳ.①R730.5

中国版本图书馆 CIP 数据核字（2019）第 222635 号

人卫智网　www.ipmph.com　医学教育、学术、考试、健康，
　　　　　　　　　　　　　　购书智慧智能综合服务平台
人卫官网　www.pmph.com　人卫官方资讯发布平台

图字号：01-2019-4411

重粒子线癌症治疗——无需开刀的疗法

译　　者：唐劲天　吴芝蒸
出版发行：人民卫生出版社（中继线 010-59780011）
地　　址：北京市朝阳区潘家园南里 19 号
邮　　编：100021
E - mail：pmph @ pmph.com
购书热线：010-59787592　010-59787584　010-65264830
印　　刷：中农印务有限公司
经　　销：新华书店
开　　本：889×1194　1/32　印张：5.5
字　　数：133 千字
版　　次：2019 年 11 月第 1 版　2019 年 11 月第 1 版第 1 次印刷
标准书号：ISBN 978-7-117-29008-1
定　　价：45.00 元

打击盗版举报电话：010-59787491　E-mail：WQ @ pmph.com
（凡属印装质量问题请与本社市场营销中心联系退换）

重粒子线癌症治疗
——无需开刀的疗法

◎ 重粒子线可以精准打击癌细胞

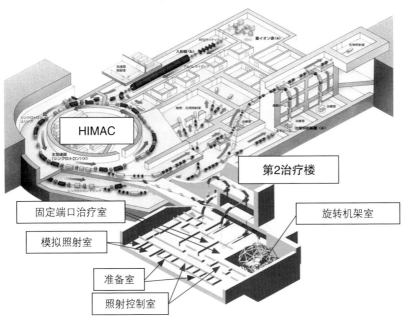

- 世界上首台医用重粒子加速装置。
- 主楼（3间治疗室）采用散射法照射、第2治疗楼（3间治疗室）采用笔形束扫描法照射。

放射线医学综合研究所（放医研，现已改名为"QST医院"，译者注）的研究设施——HIMAC（Heavy ion Medical Accelerate Synchrotron in Chiba）是占地面积相当于足球场大小的大型设施。目前，由于各部分机器得到最新技术改良，使得设施面积可以缩小到原来的1/3，制造、运行成本也能够大幅减低。这种小型重粒子线治疗装置已经在群马大学、九州国际重粒子线癌症治疗中心和神奈川县立癌症中心投入应用。

卷首图 1　放医研 HIMAC 全景

卷首图2 各种放射线与重粒子线的剂量分布比较

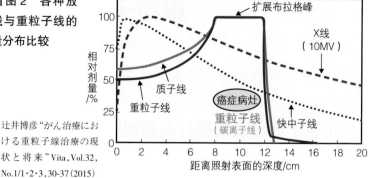

出处:辻井博彦"がん治療における重粒子線治療の現状と将来" Vita, Vol.32, No.1/1・2・3, 30-37(2015)

重粒子线、质子线等粒子线具有特殊性质:这些粒子线会根据其能量不同进入到人体内不同的固定深度(射程),在其射程终端附近急速释放出大量能量并停止。

这种现象根据其发现者的名字被命名为"布拉格峰"。

另一方面,X线以及伽马线在进入人体后立即释放出最大限度的能量,然后不断衰减并穿透身体,由于这种性质,导致X线以及伽马线会对经过路径上的正常组织造成比较大的伤害。

重粒子线治疗可以在肿瘤病灶处集中释放最大的能量,因此可以减少副作用并大幅缩短疗程。

卷首图3 重粒子线可以实现精准照射

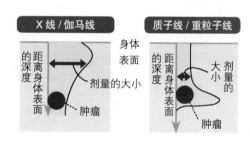

卷首图4 重粒子线的剂量聚集性非常高

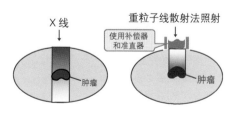

X线在入口处的物理剂量最高,随着深度增加而逐渐衰减

重粒子线展宽束流可以将高剂量集中于肿瘤病灶部位

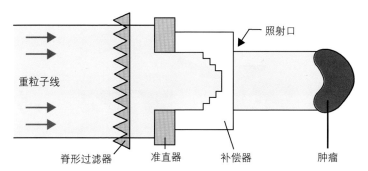

照射野生成装置内设有调制重粒子线束流宽度的脊形过滤器、锁定照射范围的准直器以及调节束流到达深度的补偿器，以按照肿瘤形状进行照射。

卷首图 5　展宽束流（散射）照射法

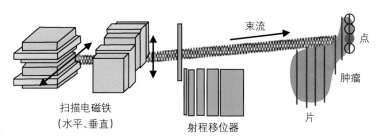

本图显示的是从 2011 年开始应用的"扫描照射法"。这种方法可以将细束流在三维方向上高速移动，对肿瘤进行无缝隙照射从而杀灭癌细胞。此外，也已研发出来能够根据患者呼吸频率而对因呼吸而移动的肺、肝等部位肿瘤进行高精准照射的"呼吸门控三维扫描法"新技术。

卷首图 6　三维扫描照射法

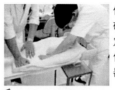

使用 Moldcare（水硬性聚氨酯树脂固定材料，译者注）制作身体下方的固定器具（加水后固化）。

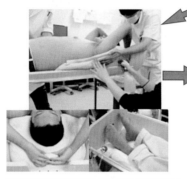

使用热塑性材料（塑料）覆盖身体

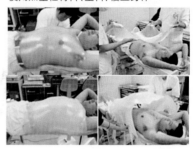

重粒子线治疗中按照上图步骤制作固定器具。为了准确地进行重粒子线照射，身体固定器具是不可或缺的。患者的体型各异，需要为每个人量身定做身体固定器具，制作所需时间为 20~60 分钟左右。

卷首图 7　制作患者固定器具

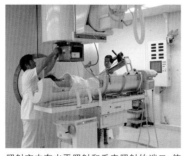

照射室中有水平照射和垂直照射的端口，使用散射法进行照射。

卷首图 8　HIMAC 主楼治疗室

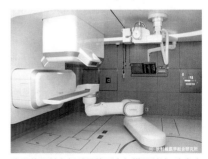

这里的照射全部采用笔形束扫描照射法，治疗床采用机器人驱动方式。

卷首图 9　HIMAC 第 2 治疗楼的治疗室

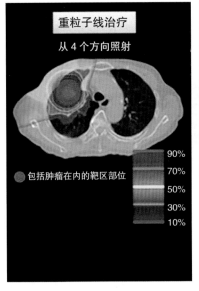

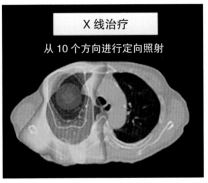

本图比较了重粒子线和 X 线的剂量分布。请注意图中绿色的 50% 分布区域：与右边的 X 线立体定向放射治疗相比，重粒子线治疗中的 50% 分布区域是非常小的。这意味着重粒子线的剂量聚集性非常高，对于周边组织的照射范围很小，因此副作用也得以大幅减轻。

卷首图 10　肺癌治疗中的剂量分布比较

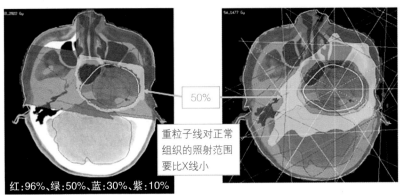

如上图所示，重粒子线放疗对正常组织的照射范围明显小于 X 线调强放射治疗。

卷首图 11　颅底肿瘤治疗中的剂量分布比较

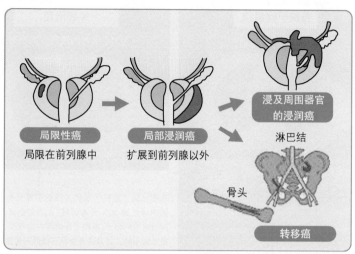

前列腺癌的发病率会随年龄增大而增加。由于前列腺周围邻接众多重要器官(直肠、膀胱等),因此,前列腺癌非常适合选择具有精准攻击性的重粒子线治疗。

卷首图 12 前列腺癌的进展过程

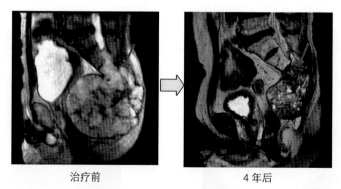

骶骨上有和步行功能相关的神经以及掌控排泄功能的神经,因此,如果手术切除的话,很可能会导致步行困难或排尿障碍等影响生存质量的问题。

重粒子线治疗则能够在降低副作用的同时切实有效地抑制肿瘤。

卷首图 13 骶骨原发脊索瘤

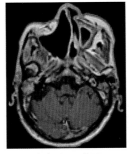

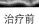
右鼻腔
恶性
黑色素瘤

在头颈部肿瘤的治疗中，重粒子线对于鳞状细胞癌以外的组织学类型的恶性肿瘤也有较好疗效。本图中的病例是右上颌窦中发生的恶性黑色素瘤，接受重粒子线照射后肿瘤消失。

治疗前　　　　　治疗后 53 个月

卷首图 14　头颈部肿瘤

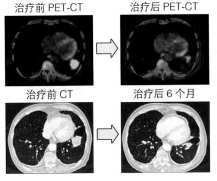

治疗前 PET-CT　　　治疗后 PET-CT

治疗前 CT　　　治疗后 6 个月

对于早期肺癌(非小细胞肺癌)，重粒子线只需一次照射就可以完成治疗。图中患者是 I B 期肺癌，接受了 50.0 戈瑞等效剂量(GyE)的单次照射治疗后，经过 3 年未复发。图中，上方是 PET-CT 图像，下方是 CT 图像。

卷首图 15　肺末梢发生的 I 期肺癌

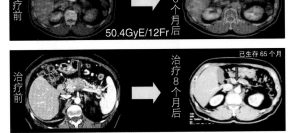

胰腺癌不仅难以被发现，且其肿瘤内部乏氧细胞比例较高，对 X 线呈现抗拒性，而重粒子线的治疗效果则值得期待。图中病例是一位 60 多岁的男性患者，从治疗前后的图像对比上(上为 PET-CT、下为 CT)可以看到，经过重粒子线治疗，胰体部的肿瘤几乎完全消失了。

卷首图 16　胰腺癌

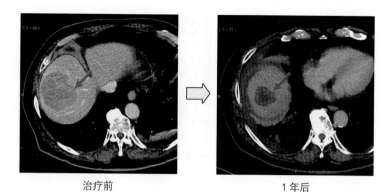

治疗前   1 年后

此病例患者的肿瘤为 85 毫米。即使是如此巨大的肿瘤，只要病灶局限于局部，就可能使用重粒子线进行治疗。

卷首图 17　肝细胞癌

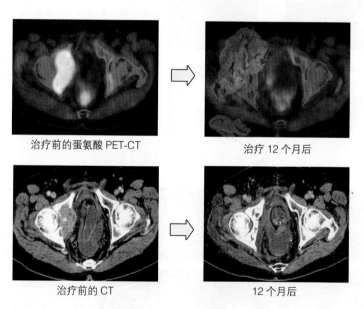

治疗前的蛋氨酸 PET-CT   治疗 12 个月后

治疗前的 CT   12 个月后

此图中这位 60 多岁男性患者的恶性肿瘤病灶已经浸及骨盆，盆骨几乎要被融化掉了。上面的蛋氨酸 PET 图像显示有非常强的放射性浓聚。该患者经过重粒子线治疗后，侵蚀盆骨的恶性肿瘤完全消失。

卷首图 18　大肠癌

前　言

——放射线治疗的主力从 X 线转向 粒子线的时代

日新月异进步中的粒子线治疗

　　癌症三大疗法,指的是"手术疗法""放射线疗法"和"化学(抗癌药物)疗法"。这三大疗法各有所长也各有所短。就放射线疗法而言,与欧美相比,日本的癌症患者接受放射线治疗的比例是较低的。

　　这其中的原因,很大程度上是由于患者对于放疗的误解或者说是认识不足而造成的,这一方面需要有更多患者了解放射线疗法,同时,我们这些放疗专业医师也深深感到需要努力进行更多宣传。

　　有句老话说得好,偏见源于知识匮乏。

　　这世上的很多事情,知识匮乏往往意味着会吃亏。特别是对于那些背负着宿命直面死亡威胁的癌症患者而言,了解各种癌症治疗方法不仅仅是他们的权利,可能更应该说是他们的义务。

　　只有履行了这种义务的患者,才更有可能在与癌症的斗争中取得胜利。我们相信,癌症患者最希望找到的疗法是既能够尽量减轻副作用等问题带来的痛苦、同时又能够尽量提高治疗完成后的 QOL(生存质量)的疗法。在此方面,本书中介绍的重粒子线技术有望助癌症患者一臂之力!

　　癌症放疗的主要原则是尽可能将放射线精准地集中于肿瘤部位、同时尽可能降低对肿瘤周围正常组织的影响。

前　言

X线发现于 1895 年年末,次年便开始应用于"人"的治疗(当时仅用于止痛目的)。从那时起,我们的前辈研究者们就开始为了改善放射线的剂量聚集性而积极不断地进行加速器和照射技术的研发,其努力的结果带来了 20 世纪后半叶至 21 世纪初期的立体定向放射治疗和调强放射治疗等革命性三维放疗方法的研发成功。

另一方面,带电粒子线的放射线治疗始于 1950 年代。由于粒子线本身具有极其适合癌症治疗的特性,因此迅速引起广泛关注。同时,随着粒子线治疗在世界上获得众多支持,粒子线治疗设施的数量也在切实不断地增加。

"带电粒子线"其实包含多个种类,虽然曾有若干种不同的粒子线被应用于临床,但是目前粒子线治疗的主流主要是质子线和碳离子线(重粒子线)这两种。

质子线和重粒子线这两者共通的特性是在进入人体后会形成高剂量区域(布拉格峰),因此可以被用来精准地照射肿瘤。碳离子线(重粒子线)是将质量为 12 的碳原子核加速后形成的射线,其具有高于 X 线 2~3 倍的生物学效应(肿瘤细胞杀灭效应),且碳离子线几乎不受肿瘤内氧浓度和细胞周期带来的放射线敏感性问题的影响。具有如此优越特性的粒子线在当今时代被应用于癌症治疗当中,对于癌症患者来说,这可以说是莫大的喜讯了。

碳元素的拉丁语原意为"木炭"。碳元素与我们的生活密切相关:碳素纤维主要由碳元素制成,却具有轻量、强韧的特性,不仅被用作服装材料,也被用作机动车和飞机的轻量化材料以及体育用品和建筑材料,甚至被应用于工业和医疗等多种领域。钻石也是由碳元素单独构成的物质。

由此可见,碳元素作为多种多样制品的材料广泛存在于我们的日常生活中,而这种日常可见的碳元素又被应用于顽疾癌症的治疗之中,笔者感到莫大的欣慰。

接受粒子线治疗的癌症患者人数激增

关于粒子线治疗的具体内容我们将在正文中详细记述,在此仅做简要介绍。

质子线是带电粒子线的一种。质子线治疗的发端几乎与 1950 年代开始的近代光子线治疗是同步的,最早的质子线治疗是 1954 年在美国劳伦斯伯克力国家实验室(LBNL)进行的。也就是说,美国是质子线治疗的先驱,随后瑞典、俄罗斯等国开始跟进,后来在日本和欧洲广泛开展,直至今日。

重粒子线是另一种带电粒子线。不同于质子线的是,虽然重粒子线治疗的临床应用同样始于美国劳伦斯伯克力国家实验室,但是当时美国重粒子线研究的主流还是氖离子,碳离子线的临床试验仅仅进行了几例而已。真正开始碳离子线应用的是日本放射线医学综合研究所,时间是在 1994 年。

广义上的"重粒子线"一般是包括氦离子线、碳离子线、氖离子线等多种粒子线在内的一个总称,碳原子核加速后形成的射线被称为碳离子线。但是在我国(日本)习惯上用"重粒子线"来指碳离子线,本书也遵从此惯例。因此,如无特殊说明,本书中提到的"重粒子线"均指碳离子线。

截至 2015 年,包括日本在内,世界上实际运转中的粒子线治疗设施共计 66 家,其中质子线设施 56 家、重粒子线设施 10 家(其中 5 家只有重粒子线、另外 5 家是质子线和重粒子线并存)。其中,日本有 10 家质子线设施、5 家重粒子线设施(其中 1 家是质子线和重粒子线并存),共计 15 家。截至 2014 年,接受过粒子线治疗的患者全世界共有约 13 万人,其中,日本将近 3 万人。若按照人口比例换算,无论是在设施数量上还是在患者人数上,日本的粒子线治疗都是世界最大规模的,可以说日本是名副其实的"粒子线大国"。

　　1988 年时,世界上的质子线治疗设施仅有 6 家(其中 2 家在日本),当时作者本人就在筑波大学从事质子线治疗。如此想来,粒子线设施发展之快让人感觉恍如隔世。随着治疗设施数量的增多,患者数量也呈现飞跃式增长。

　　各种疾病当中,特别是在体内深部器官的癌症治疗方面,日本处于领先地位,如今在世界上受到高度评价。

　　重粒子线治疗为癌症治疗带来了巨大变革,同时,与此相关的企业的蓬勃发展也不应被忽视。日本的重粒子线相关企业不仅在数量上居于世界首位,其技术也处于领先地位。今后,日本的重粒子线医疗设备有望和内窥镜摄像设备一起成为出口贸易的另一大主力。

　　重粒子线治疗是一种对癌症的杀伤力"更强大"、而对患者却"更温和"的治疗方法,且这种治疗方法还在继续发展之中。很多新技术的开发可能会进一步扩大重粒子线治疗的适应证范围,从而进一步减轻患者的负担。

　　如果各位读者能够通过本书了解到重粒子线治疗的优越性,将是我们莫大的荣幸!

作　者

目　录

目　录

第 4 章　难治性癌症的克星——重粒子线 / 059

第 5 章　重粒子线治疗患者之声 / 097

第 6 章　大步前进中的重粒子线治疗技术 ／ 143

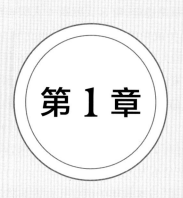

第 1 章

当今日本人的国民疾病——癌症

◎ 治疗方法由患者决定的时代即将到来

每 2 人就有 1 人罹患癌症、每 3 人就有 1 人因癌症死亡

当今日本，每年被确诊的新发癌症病例达到 101.02 万人，每年因癌症而死亡的人数预计为 37.4 万人（2016 年日本国立癌症研究中心癌症对策信息）。换算一下可知，日本国民平均每 2 人就有 1 人会在生命中的某个阶段罹患某种癌症、每 3 人就有 1 人会因癌症死亡。假如一个家庭由 4 名成员组成，则其中 2 人可能患癌、最少会有 1 人死于癌症。由此看来，说"癌症是日本的国民疾病"也完全不为过。

预计到 2025 年，日本每年的癌症死亡人数将达到 150 万人。因此，当前最紧要的课题是如何预防癌症这个国民疾病，以及如何在发现患癌之时迅速准确地实施治疗。

图 1 和图 2 显示的是按照男女性别以及癌症部位而统计的患者数量和死亡人数的数据。

男性中患病最多的部位是前列腺，从死亡人数上看前列腺癌排在第六位；女性中患病最多的部位是乳房，而乳腺癌死亡人数排在第五位。这两个病种在患者数量和死亡人数上存在偏差都是因为治疗方法的进步而带来的结果，而重粒子线在前列腺癌的治疗上尤为有效，这一点我们将在后文中详细介绍。

好在，随着早期发现的增加和治疗方法的进步，日本国民的癌症 10 年生存率得到大幅改善，达到了 58%（日本国立癌症研究中心）。早些年前，癌症还被视为"绝症"，如今可以说这种疾病已经无须如此悲观了。甚至，如果是 1 厘米以下的早期癌症，现在已经在力争实现 100% 的治愈率了。

癌症的三大疗法有"手术疗法""化学疗法（抗癌药）"和"放射线疗法"，这三大疗法都在切实进步之中。例如，在化学疗法中，目前已经开发出了大幅降低药物副作用的分子靶向药等；放

射线疗法中,随着各种影像诊断方法的飞跃式进步,降低副作用的同时攻击癌细胞的治疗方法已逐渐确立起来,重粒子线治疗也可归入其中。

然而,尽管医学上已经取得了诸多进步,癌症依然被看作"恐怖的疾病",这的确是事实。这种认识背后的一大原因应该在于癌细胞不分年龄和性别,往往以本人无自觉症状的方式在人体内安营扎寨、侵蚀躯体。而且,癌症患者在生命最后时刻到来之前往往还会生存很长一段时间,即使 10 年生存率已经达到58%,患者还是要长期直面"死"的威胁,这也是癌症令人恐惧的原因吧。

从细胞损伤到"癌化"要经过 20 年以上的时间

人是从 1 个受精卵开始生长,经过反复的细胞分裂才发育而成。成人身体约由 60 兆的细胞组成。所有的细胞都有"细胞核"和"细胞膜",每个细胞核中都有"基因"。癌的形成,是由于这些基因组群因为某些原因发生异常(变异),如果异常状态持续得不到修复,就会变成癌的状态(图 3)。基因中,既有起到加速作用的"原癌基因",也有起到刹车作用的"抑癌基因",无论哪一方发生异常导致平衡状态被打破的时候,癌症就会发生。

现在普遍认为,癌症的发生发展过程可分为三个阶段(图 3)。

癌症不是某个时间突然发生的。第一阶段——"启动(Initiation)"阶段,从被称为"恶性肿瘤诱发因子"(Initiator)的致癌物质将细胞核内的 DNA 损伤开始。在这一阶段癌症还没有发生,常见的恶性肿瘤诱发因子包括烟草所含的焦油、紫外线、放射线、石棉、某些种类的病毒等。目前已查明的使人致癌的病毒有:可致鼻咽癌的 Epstein-Barr 病毒(EBV)、可致宫颈癌的人类乳头瘤病毒(HPV)、可致肝细胞癌的 B 型以及 C 型肝炎病毒(HBV、HCV)、可致成人 T 细胞白血病的人类 T 细胞白血病 I 型病毒(HTLV-1),以及可致胃癌的幽门螺旋杆菌等。

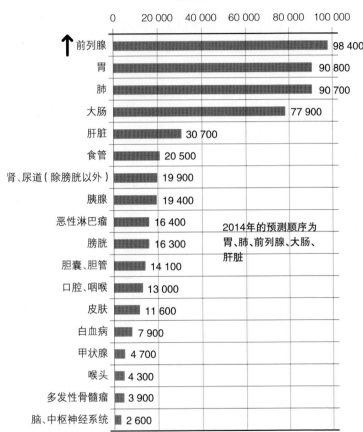

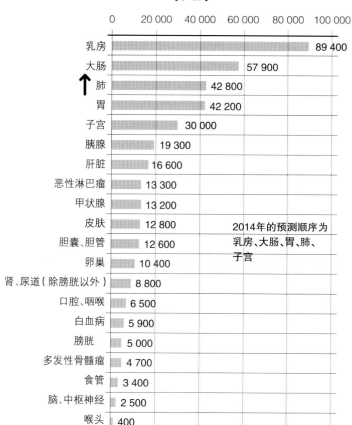

出处：国立がん研究センターがん対策情報センター（2015年のがん統計予測）

图1　各部位新发癌症确诊病例人数

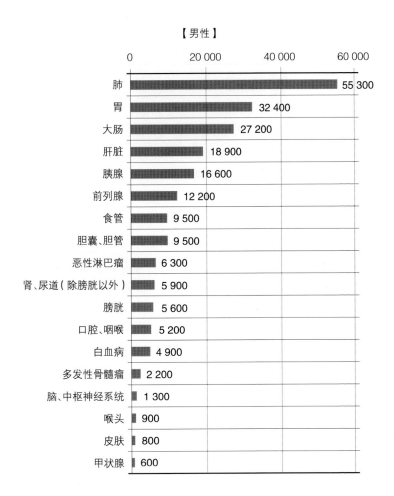

【男性】

部位	人数
肺	55 300
胃	32 400
大肠	27 200
肝脏	18 900
胰腺	16 600
前列腺	12 200
食管	9 500
胆囊、胆管	9 500
恶性淋巴瘤	6 300
肾、尿道（除膀胱以外）	5 900
膀胱	5 600
口腔、咽喉	5 200
白血病	4 900
多发性骨髓瘤	2 200
脑、中枢神经系统	1 300
喉头	900
皮肤	800
甲状腺	600

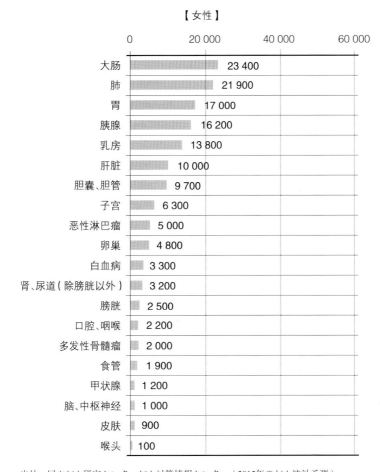

【女性】

部位	人数
大肠	23 400
肺	21 900
胃	17 000
胰腺	16 200
乳房	13 800
肝脏	10 000
胆囊、胆管	9 700
子宫	6 300
恶性淋巴瘤	5 000
卵巢	4 800
白血病	3 300
肾、尿道（除膀胱以外）	3 200
膀胱	2 500
口腔、咽喉	2 200
多发性骨髓瘤	2 000
食管	1 900
甲状腺	1 200
脑、中枢神经	1 000
皮肤	900
喉头	100

出处：国立がん研究センターがん対策情報センター（2015年のがん統計予測）

图2　按部位统计每年癌症死亡人数

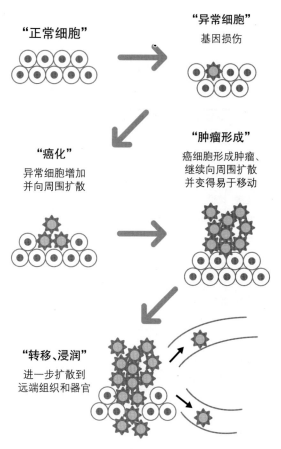

"正常细胞"

"异常细胞"
基因损伤

"癌化"
异常细胞增加
并向周围扩散

"肿瘤形成"
癌细胞形成肿瘤、
继续向周围扩散
并变得易于移动

"转移、浸润"
进一步扩散到
远端组织和器官

※浸润：癌细胞扩散侵蚀周围的组织和器官
出处：国立がん研究センターがん対策情報センター（2015年のがん统计予测）

图3　癌症发生发展的过程

　　经过第一阶段形成的恶性肿瘤预备细胞在第二阶段——
"促进（Promotion）"阶段，在和生活习惯密切相关的恶性肿瘤促
进因子的影响下，向恶性肿瘤的方向转化。例如，食盐相对于胃
癌、脂肪相对于大肠癌和胰腺癌、酒精相对于食管癌等，这些都
是典型的恶性肿瘤促进因子。

然后第三阶段——"进展(Progression)"阶段,是已经出现的癌细胞逐渐分裂、增殖的过程。

据说细胞损伤每天在人体内 3 000 个地方不断发生,但是大部分受损细胞依靠其自身的力量可以得到修复。然而,也会出现由于某些原因细胞损伤无法修复而累积的情况。即使如此,从细胞损伤到"癌化"的过程也需要 20 年以上的时间。

经历了如此充分的时间而慢慢长成的癌细胞,自然是常规方法难以对付的强劲对手。由于癌症预防方法有限,因此需要格外重视定期体检、早期发现以及准确治疗。

患者期待的是能给人希望的治疗方法

过去的日本,医师不是将患癌的情况告知患者本人,而是告知患者的丈夫、妻子或父母等家人。现在在日本,即使患者是老人或者儿童,医师一般也会告知本人。只有明确自己的病情,患者本人才能按照自己的意愿选择治疗方法,并选择之后的生活方式。当然,这同样仍需要患者家人和身边的人的支持。

据日本国立癌症研究中心调查显示,被确诊为癌症的患者在 1 年之内自杀的风险要比普通人高出 20 倍以上;被告知患癌的人中,出现自闭、自暴自弃而认为"自己死定了",或者因为焦虑而出现抑郁症状的人也不少。从这个意义上来说,我们也愿意以本书向大家介绍重粒子线这种治疗方法,期待能带给大家更多希望。

顺便提一句,笔者(辻井)在筑波大学质子线医科学中心就职时的 1988 年,当时在欧美,医师将癌症病情告知患者本人已经很平常了,而当时的日本并非如此,围绕是否应该将病情告知本人还曾有过激烈的争论。当时的日本患者往往也采取一种"治疗就都拜托医师您了"的态度,而不愿意积极了解自己的病情。这种倾向逐渐出现变化是在 1990 年代以后,如今,癌症病情告知本人对于医师和患者来说都已成为理所当然了。

患者在得知自己患癌之后才是决定胜负的关键。在治疗方法的选择上，是委托医师进行还是以自己为主体来寻求，这是由患者来决定的。此处插一句自卖自夸的话，笔者任职的医院坚决贯彻执行后者，即以患者为主体决定治疗方法，为此我们会尽可能倾听患者的声音，以便了解患者"需要什么"，这也是为了让主诊医师能够具有患者家属一样的心情来贴近患者、提供治疗。

我们希望患者不再因为身患癌症而陷入绝望之中，我们正在努力为患者提供重返正常生活的希望。当然，癌症是非常强劲的对手，重粒子线也不是对所有癌症都有效，这一点必须提前明确说明。为了和癌症这种顽疾正面相搏，患者需要对癌症本身及癌症治疗具有一定知识。在此基础上，希望患者能够选择最适合自己的疗法，并和主诊医师一起坚决贯彻执行。

我们希望这本书提供的资料数据能够为广大患者所参考使用。

治疗与工作两不误的时代已经到来

翻阅癌症相关调查数据时会发现，尽管癌症已经成为日本人的国民疾病，但是对于癌症患者的歧视和偏见好像并未消除。目前据推算，日本全国共有 32.5 万人（2014 年日本厚生劳动省统计结果）边工作边往返医院进行治疗，然而这些人并未得到充分的社会支持。为了实现治疗与工作两不误，除要面对收入减少等经济上的重要问题外，同时公司企业等则需要对员工边工作边治疗这样的情况给予更多的关怀理解。

东京都"癌症患者就业问题等实态调查"（图 4）发现，参与调查的人中有 21.3% 的人在患癌之后辞职。占据前三位的辞职理由是："为了专心治疗疗养""体力方面难以继续工作""不想给周围的人添麻烦"。

笔者在看到这个数据后不禁陷入沉思。最近，癌症治疗的普遍做法是"尽早出院、门诊治疗"，因此十分有必要为患者创造

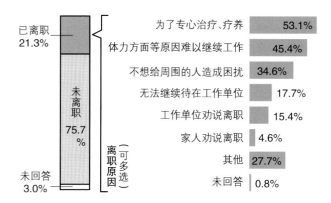

出处：东京都"がん患者の就労時に関する実態調査"（2014 年）

图 4　患癌后离职的人的比例

出可以边工作边治疗的环境。然而很明显，当前的社会支持体系还远未完善。

但是庆幸的是，日本厚生劳动省于 2016 年 2 月公布了支持癌症患者边工作边治疗的指导方针，我们非常期待今后可以依照此指导方针，让患者能够与企业、医院等方面共同携手，不断充实癌症患者的社会支持体系。

详细情况我们将在第 3 章中再介绍，简单来说，与其他放射线疗法相比，重粒子线治疗的疗程非常短，最短疗程的病例（如早期肺癌或肝癌）是仅 1~2 次照射就可以完成治疗，治疗前列腺癌约 3 周就可以结束。而且，大部分患者可以门诊接受重粒子线治疗，如果工作的地方不远，则完全有可能工作治疗同时进行。

"尽早出院、门诊治疗"的倾向今后会越来越强，这更需要各位患者一定要选择自己能够认同的治疗方案。

重视生存质量的治疗方法

如果一个家庭中的妻子或是母亲得了癌症，那家里的丈夫或子女总会既悲伤又茫然,而且往往是以前家庭生活越幸福的其遭受的打击就越大。经常听到癌症患者全家所有人团结一心共同抗癌的故事,每每令人动容。

还有很多围绕癌症发生的故事。例如,为了家人今后的生活而拼命教女儿如何做饭的母亲,给什么都不会做的丈夫写下所有注意事项的妻子,一边悲叹着"为什么是我?"一边向粉丝们道"再见"的女艺人等等。这些故事都在提醒着我们,对抗癌症是多么惨烈,也让我们看到人心的坚强和澄澈清新。

接受重粒子线治疗的患者也都有各自的故事,从第 5 章的内容中可以了解到,有不少患者在患癌之后踏上了不同于过去的人生道路。如,有接受过重粒子线治疗的女性患者,为了让更多人了解自己经历过的重粒子线治疗,积极投入宣讲活动并鼓励众多癌症病友。这些宣讲活动对于很多正在寻找治疗方法的患者来说是非常宝贵的信息资源,与我们这些医疗从业人员的宣传相比这更能起到参考作用。这些病友们毫不吝惜地分享自己对抗癌症的经验,对于他们这种"忘己利他"的精神,笔者衷心感谢!

笔者是从 20 世纪 60 年代开始进行放射线治疗工作的,那时候的治疗竭尽全力在肿瘤的局部控制上,当然就没有余力去考虑治疗后的副作用问题,只要肿瘤消失了就谢天谢地了。然而,现在的情况已经大不相同了,人们都在寻求尽量不降低生存质量的治疗方法,而实际上这样的疗法已然出现在现实当中。

我们最大的喜悦,就是看到那些患有难治性癌症、跑了多家医院也无法明确病情与治疗方法、欲要放弃治疗的时候、遇到重粒子线并克服了癌症的患者朋友们脸上露出的喜悦之情。这种喜悦,也是促使我们进一步积极研发效果更好的重粒子线治疗技术的能量之源。

◎ 日新月异的三大疗法

选择适合自己的疗法

癌症的三大疗法有"手术疗法""化学(抗癌药)疗法"和"放射线疗法"。哪一种疗法最有效要看癌症的进展程度、原发部位、组织学类型等。重粒子线治疗由于是包含在"放射线疗法"里面的,因此并非可以治疗所有部位、所有类型的癌症。关于这一点,我们将在第 3 章中解说。

在决定哪种疗法是最佳疗法的时候,我们建议患者首先要和主诊医师商谈,有时需要参考第二甚至第三诊断意见,最终由患者自己来决定。可能患者会担心"我又不是医学专家,没有自信做出判断",但是这毕竟会关系到患者个人今后的人生,所以还是需要患者拿出勇气来做这个决定。在治疗的具体内容方面,当医师意见彼此不同时,可能除了要考虑治疗的可能性以外,同时还要考虑患者今后的生存质量、工作方式、每个人不同的人生观和生活方式等来做决定。

现在很多老年人的思想好像已经有所转变,能够接受与癌共存而享尽天寿这一观念的人在逐渐增多。这也可以说是一种人生观吧。即便如此,我们依然强烈推荐高龄癌症患者去追寻第二咨询门诊意见,以明确自己是否适合重粒子线治疗。如果有幸符合重粒子线治疗条件,则患者只需较少的体力消耗就可以完成治疗,因此重粒子线是高龄患者的一大有利选项。总而言之,请高龄患者追寻重粒子线治疗的第二咨询门诊意见,待那之后再做决定也完全不迟。

各种治疗方法都在不断进步之中。患者除了可以从网络上获得信息,向由"病友们"结成的患者互助会咨询也是一个办法,会有很多病友根据自身实际经验提供宝贵的信息。

毕竟事关自己的生命,踌躇犹豫是要不得的。拼命努力搜寻治疗方法的行动，必然功不唐捐。曾经有一位接受重粒子线治疗得以克服了癌症的女性患者，当初就是因为在其他医院那里无法得到自己认同的治疗方案，思虑再三，通过电话和我们医院取得联系，后来被判断为符合重粒子线治疗条件，之后整个治疗过程也迅速进展。这位女性患者说，遇到重粒子线"真是奇迹"，其实这不是什么奇迹，这只是这位女性患者拼命搜集信息而为自己带来的幸运而已。这样的经验也不仅限于重粒子线治疗，其他疗法上也有类似的情况，总之请大家多多参考。

即使同为医师，很多不同专业的医师也并不了解"什么是重粒子线治疗"。无论主诊医师名气多大，患者也不必在医师面前畏手畏脚，一定要勇于追寻自己期望的疗法。只要患者诚意所至，相信主诊医师也必然会理解患者的心情而为之着想的。

接下来，我们简单介绍一下癌症的三大疗法。

◎ 手术疗法

外科手术是基本、内镜下微创治疗正在迅速普及

在日本迄今为止，手术一直位于癌症治疗的中心。如果能手术切除，将肿瘤的原发病灶连带淋巴结转移一并去除，外科手术也许的确可以说是最切实的癌症治疗方法。但是，不言而喻，一些无法切除的部位上长出来的肿瘤是不能手术的，而且一旦器官被切除，该器官的功能也会丧失。

手术还有一大缺点就是只要对身体动刀，伤口愈合和全身恢复都是需要时间的。为了降低这些缺点的影响，尽量缩小切除范围的保守性手术也在不断进步。如，早期乳腺癌的"保留乳房手术"、直肠癌治疗中不切除肛门的"保留肛门括约肌功能手术"等，这些保守性手术已经成为标准疗法。

最近受到关注的是内镜下切除手术。如大肠的内镜下切除，

是将直径 12~15 毫米的软管内镜从肛门处插入，一直将软管内镜送到盲肠附近，通过摄像头和监视屏来观察肠壁的情况，然后在抽回软管内镜的过程中切除息肉和肿瘤。这种方法最大的优势在于可以边诊断边治疗。虽然诊断之前的准备手续有些麻烦，如需要将大便从大肠内清除等，但这些应该都还在能够忍受的范围之内。

内镜下切除手术适合于早期的、淋巴结转移较少的胃癌、食管癌和大肠癌等。

此外，安装在内镜软管头部的手术刀最近也越来越高性能化，大幅提高了切除肿瘤病灶的精准度。但是，如果癌细胞已经浸润到黏膜下层、不再适合内镜下切除的时候，现在的趋势是进行腹腔镜手术。腹腔镜手术是在胸壁和腹壁上开若干个小孔、将头部装有 CCD 摄像头的内窥镜从小孔插入、通过电视监视屏一边观察一边切除肿瘤的一种手术。腹腔镜手术虽然不太适合肝胆胰领域的手术，但是在直肠癌和大肠癌的治疗上已经相当普及，极大地减轻了患者的身体负担。此外，如果是离肛门较近的直肠癌，现在已经可以实施保留肛门的手术了。

最近，使用手术辅助机器人的手术也受到瞩目。这种机器人手术可以减轻医师负担，使手术更加精细，这对患者而言是个好消息。机器人手术已经被纳入日本先进医疗保险范围，前列腺癌和肾癌的机器人手术已经可以使用公共医疗保险报销，其结果是大幅缩减了手术费用，这对患者而言也是个好消息。

◎ 化学（抗癌药）疗法

新药不断涌现的化疗进入新阶段

抗癌药物主要用于防止癌细胞的增殖以及肿瘤的转移和复发。

手术疗法和放射线疗法是针对局限性肿瘤进行治疗,而化学疗法可以在更广的范围内奏效。特别是对血液和淋巴的恶性肿瘤,化疗可以发挥更大的作用。

化学疗法有时也会用于手术前缩小肿瘤体积。同样,在重粒子线治疗中,根据癌症病种和患者情况,有时也会推荐事先进行化疗。

化疗是针对增殖活跃的癌细胞进行的治疗,因此也会影响到除癌细胞以外的其他增殖活跃的细胞,如皮肤、肠道、骨髓、毛囊的细胞等,这些组织和器官依靠细胞分裂增殖以维持功能,这就是副作用的产生。脱发可以说是一种典型的副作用,而呕吐、食欲低下、腹泻、手脚麻木等对日常生活造成影响的症状会让患者更加难以忍受。

有患者说"本来是为了不死才吃的抗癌药,结果比死还难受",但最近也有些能缓和上述症状的药物已经被开发出来了。有些患者因副作用过于痛苦而拒绝化疗,可见化疗的副作用问题确实比较严重。

最近,新型"癌症免疫疗法"受到越来越多的关注。癌细胞具有逃避免疫细胞攻击的能力,为了抑制这种免疫逃逸而开发出来的药物就是"免疫检查点抑制剂"。这种药物的代表是"Opdivo"(中国商品名:欧狄沃,译者注),这种药不是直接攻击癌细胞,而是具有促进活化免疫细胞能力、让免疫细胞去攻击癌细胞的功能。"Opdivo"首先被认可用于皮肤癌的恶性黑色素瘤的治疗,后来又扩大到非小细胞肺癌的保险适用范围。虽然不是对所有肺癌患者都有效果,但是公开数据显示,通过服用"Opdivo"使得肿瘤缩小的情况占到整体的20%。然而,虽然这种药具有划时代的效果,但是药价极高,标准使用方法下每年药费将达到约3 500万日元。这对医疗保险财政造成较大压力,因此日本政府于2016年年末紧急决定下调价格,从2017年2月起"Opdivo"的官方价格(药价)降到了原来的一半。

根据生产销售"Opdivo"的制药公司统计数据显示,从 2014 年该药通过批准至 2016 年 4 月为止,使用该药的患者共有 5 976 人。其中 2 865 位患者出现了某些副作用,763 人出现了非常严重的副作用,可见这种药也不完全是和副作用无缘。但是,这种药能被开发出来、且被纳入公共医疗保险适用范围,这本身就是一大进步。

另一种已经开始进行临床试验的提高免疫力的疗法是"肽疫苗疗法"。这种疗法是将癌细胞表面的蛋白质片段(肽)作为癌症疫苗,再经由皮下注射,以提高免疫力和防止癌症复发。在早期肺癌的治疗上,先通过手术切除、再用抗癌药进行化疗后,然后实施这种癌症肽疫苗治疗。治疗结果如何,要待两年后临床试验结束时才能揭晓。

◎ 放射线疗法

减少正常细胞损伤的三维照射法的研究持续进行中

一般来说,像癌细胞这样分裂活跃的细胞对放射线会比较敏感。放射线会攻击并破坏细胞分裂增殖时所必需的基因(DNA),或促使其被切断。即,癌细胞增殖置换成新癌细胞的次数越多,则杀灭癌细胞的机会也就越多。

放射线疗法最大的优点是,不需要像手术那样切除器官才能够收到治疗效果。也就是说,可以使器官得以保留、功能不被破坏。放射线的副作用有贫血、白细胞减少、疲劳感、食欲减退、恶心、口腔炎症、脱发等症状。当然,治疗部位不同发生的副作用也不同,程度上也会存在个体差异。

放射线应用于癌症治疗已有约 120 年的时间,放疗设备已经过再三改良,同时随着放射生物学的研究发展以及计算机图像解析技术的不断精进,放射线治疗取得了卓越进步。目前的放疗已经可以将照射剂量最大限度地集中到肿瘤部位、同时将周围正常组织的受照剂量降至最低水平。

尽管放射线治疗具有诸多优势,然而据统计,在日本的 700 多家医疗机构中选择放疗的患者只有约 22 万人(2015 年推测有 25 万人),只占到患者总数的 29%。与美国和欧洲各国相比,这个数字还是很低的。

人们对于放射线的印象往往是"不了解""可怕""复杂"等,可能因此导致很多人对放疗敬而远之。这种对于放射线的不良印象最近虽然已有很大改善,但是放疗患者依然不多,也可能是受限于放射线专业医师数量较少,因此影响到了接受放疗的患者数量。

疗效更高的新放疗方法依次登场

放射线照射不仅会杀灭癌细胞,也会对周围正常细胞造成影响。为了尽量减少对正常组织的影响,有多种新的放疗方法被研发出来,这让我们感到无比欣慰。

如,从不同方向对准肿瘤部位集中高剂量射线的"立体定向放射治疗"已被研发出来。在此之前,即使是体积很小的肿瘤,为了保护其周边正常细胞也不得不限制照射剂量,而使用立体定向放疗则可以实现集中照射,使得肿瘤接受的照射剂量能够大幅提高。短时间、大剂量的集中照射可以更有效地破坏癌细胞。不过遗憾的是,这种放疗方法的治疗对象是约 3 厘米或者更小的肿瘤,大于 3 厘米的肿瘤就不适用了。

使用钴衰变产生的伽马线进行的立体定向放射治疗就是"伽马刀",现在主要用于脑内疾病(脑肿瘤和脑动静脉畸形等)的治疗。

现在,使用放疗设备直线加速器(Linac)进行的高精准放疗法也被开发出来,这种方法可以自由自在地调整照射野形状进行照射，即使是形状不规则的大型肿瘤也能有效照射。这种方法叫做"调强放射治疗（intensity-modulated radiation therapy，IMRT）"，代表的专用设备是"螺旋断层放疗设备（Tomotherapy）"。IMRT治疗法的实现得益于可以准确控制放射线照射量的计算机技术的进步以及影像诊断技术的提升等。在此基础上更进一步发展的放疗方法是被称作"图像引导放射治疗"的方法。这种影像诊断技术在重粒子线治疗中也发挥着巨大的威力。

"动态追踪放射线治疗"是融合了图像处理技术和放射线高精准照射的技术，其代表的专用设备是"射波刀（Cyber knife）"。这种技术方法可以对因患者呼吸引起移动的位于肺、肝脏、胰腺等部位的肿瘤进行动态追踪，并可同时进行放射线照射。

如上，我们简单总结了癌症三大疗法各自的最新动向。这三大疗法不一定是单独进行，根据患者的症状、癌症进展程度、发生部位等情况而实施的各种联合疗法已经逐渐普及。此外，像免疫检查点抑制剂这样的免疫疗法作为癌症的第四大疗法正在逐渐受到关注。

无论哪种治疗方法都是有利有弊的，而本书的主题——"重粒子线疗法"，正是一种将自身优势发挥至最大、而将自身缺点降低到最小的疗法。当然，重粒子线治疗目前还存在自身局限，为了突破这种局限，相关研究开发正在夜以继日地进行之中，我们所追求的理想治疗的出发点就是"对癌细胞的杀伤力更强大、对患者更温和的治疗"。

从第2章开始，我们将开始介绍重粒子线疗法的现状。

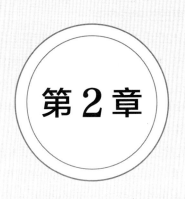

第 2 章

癌症放疗的强大武器——
重粒子线

◎ 进一步理解放射线治疗的优势

正在取得显著发展的放射线疗法

关于癌症三大疗法之一——放射线疗法,正如我们在第 1 章中介绍过的那样,日本接受放疗的患者人数始终是横向推移、止步不前的状态。据日本放射线肿瘤学会的统计显示,接受放疗的患者人数在 2005 年时是约 20 万人,到 2011 年时增加到 25 万人,然而在这期间,癌症确诊人数也从每年 67 万人增加到了 85 万人,也就是说接受放疗的患者在比例上基本没有什么变化。

这背后的原因可能包括:放射线治疗的优势并没有被很多非放射线治疗专业的医师所充分理解;患者方面对于放射线往往抱有一种"莫名不安"的情绪,且信息不足;放射线治疗专业医师在全日本只有约 1 000 人,医师严重不足等。

对于放射线治疗中的一种——重粒子线治疗,很多医师也是一无所知。如果是外科医师的话,倒不至于完全没听说过。但是从现状上来看,能够充分理解重粒子线治疗内容的医师可以说不是很多。

治疗选项过少的话,对于患者来说是一种不幸。实际上,放射线治疗的技术在日新月异地不断进步,人体各器官对放射线的耐受剂量越来越明确,给患者带来痛苦的副作用可逐渐被控制到最小程度,放射线治疗发挥最大治疗效果已经渐成现实。

放射线治疗的各种功效当中,除了根治性治疗以外,还有对症治疗,对症治疗也是放射线治疗能够发挥威力的领域。乳腺癌和肺癌等会有骨转移的情况,不少情况下患者疼痛会非常剧烈,那种疼痛如果不是亲身经历过的人恐怕是无法体会的。或者,有时癌症会压迫上腔静脉导致面部肿胀,由此可能会引起气管狭窄,导致呼吸困难。这种时候,在缓解疼痛和压迫上,放射线治疗是具有良好的效果的。

　　为了正面面对癌症这种疾病，患者不断深化对癌症相关知识和各种疗法的理解也是不可或缺的。

选择重视生存质量疗法的时代已经到来

　　在以往的癌症治疗中，往往是主诊医师根据肿瘤部位、进展程度、患者体力等情况来决定治疗方法，患者则"全权委托医师"。然而，现在的癌症治疗新趋势则是由主诊医师向患者提供若干选项，最终由患者来决定治疗方案。当然，主诊医师具有专业知识，其意见需要被尊重，但是患者也有患者的意见和希望，也有基于自身意愿而选择治疗方法的权利。患者需要拿出一种既信赖医师、又不完全依赖医师的姿态。

　　如果是基于患者的生存质量来考虑问题，我们认为放射线治疗具有更大的推荐价值，因为放射线治疗对于肿瘤部位器官的功能和形态影响较小。如，在保留发声功能的喉癌治疗、保留外貌和感官功能的头颈部肿瘤治疗、保留乳房的乳腺癌的治疗、保留呼吸功能的肺癌治疗等方面，放射线治疗都有非常好的效果。

　　既然癌症已经成为一种普遍性疾病，那么患者对于治疗完成后回归正常生活的期待也是理所当然的。接受重粒子线治疗并克服了癌症的众多患者往往不仅止于"治愈太好了"，而是因为能够重新回归正常生活而倍感喜悦。由此可见，重粒子线治疗不仅可以实现肿瘤的局部控制，更是能够保持患者较高生存质量的治疗方法。

种类丰富的放射线治疗

　　由于某些原因而处于不稳定状态的原子，在进入稳定状态时会将储存在原子中的多余的能量释放出来，此时被释放出来的能量就是放射线。即，放射线就是"从原子中释放出来的能量"，具有穿透物质的能力。说的专业一点儿，放射线就是"具有高速动能的、通过空间或媒介传播的电磁波或粒子流"。具体来说,放射线指的是 X 线、伽马线等"波长非常短的电磁波(高能光子线)",与电子线、质子线、重粒子线(碳离子线等)、中子线等"高速运动的粒子流(粒子线)"。

传统放疗中使用的 X 线是穿透力较强的高能光子线,通过直线加速器(Linac)产生。能量较大的 X 线用于肺、腹部、骨头等身体深处的部位的治疗,能量稍小的 X 线用于脑部、头颈部、乳房等部位的治疗。伽马线是伴随放射性同位素的衰变而被释放出来的放射线,体外放疗所使用的伽马线是钴 60 产生的伽马线,现在伽马线已几乎被直线加速器产生的 X 线所替代了。

电子线指的是电子的束流。电子线进入体内后,具有到达固定深度时就不再继续前进的性质,因此多用于较浅部位的肿瘤的治疗。

放射线具有穿透物体的能力。放射线治疗的主流方法是使用相对少量的放射线从体外对体内深处的癌细胞进行照射的体外放疗,通常分成 10~40 次来照射。1 次照射并不能杀死所有癌细胞,需要通过反复照射使细胞损伤得以累积,最终才能将所有癌细胞全部杀灭,这种方法被称为分割照射。

单次照射的剂量一般是约 2 戈瑞(戈瑞 /Gy:每单位重量的物体所吸收的放射线能量),这是有缘由的。当对身体深处的病变进行照射时,在束流经过的路径上放射线也会对相应的器官和组织造成损伤。通常,放射线对癌细胞造成的损伤较大,而对正常细胞造成的损伤较小,而 2 戈瑞左右的放射线所造成的损伤,正常细胞依靠自身修复力是可以修复的。

传统放射线之所以要少量多次照射,其原因就在于此。但是,尽管正常细胞有自身修复能力,但是放射线对于器官和组织并不是完全没有伤害的,这种伤害造成患者的痛苦并显现在各种副作用上。

精准攻击肿瘤的放疗技术已研发出来

为了尽量减少病变部位以外的正常组织的损伤,放疗时更需要将放射线尽量集中于肿瘤部位,这种精准照射的技术已被研发出来。

IMRT(调强放射治疗)和 SRT(stereotactic radiotheraphy,立体定向放射治疗)等透过物理特性集中射线的"精准放疗"于 20 世纪后半期被开发出来,已有众多医院导入了这种技术。IMRT 是将从身体各个方向上照射的放射线分成较细的束流、调整成不同的强度、按照肿瘤形状进行放射线剂量分布的方法。这种方法使用计算机对从各个方向照射的"不均衡剂量分布"进行计算,将所有方向上的剂量合并后计算出最适合肿瘤部位的剂量分布。

SRT 是对肿瘤部位从多个方向上聚集射线进行照射的方法。其专用装置是由 201 个钴源组成的头盔形状的半球状照射装置,被称为"伽马刀",是 1968 年由瑞典的 Leksell 教授研发出来的。这种设计是让伽马线从头盔内的小孔通过后成为铅笔状的束流,然后聚集于小焦点上。

在日本,这种治疗方法从 20 多年前开始就被纳入保险适用范围,主要用于脑转移等颅内病变的治疗。此外,20 世纪 90 年代之后,基于这种原理使用直线加速器将放射线集中于体部病变的治疗系统也被开发出来,这就是 SBRT(stereotactic body radiotheraphy,立体定向体部放疗)。在日本主导下,这种方法逐渐展开了临床应用,现在主要被用于肝脏和肺部 3 厘米以下的体积较小的肿瘤治疗。

通常放疗的单次剂量在 2 戈瑞左右,而 SRT 或者 SBRT 治疗由于单次可以投入较大剂量,因此可以缩短疗程,这是该技术的优势之一。

上述几种放疗方法已经可以使放射线高度集中,但是如果治疗对象器官随呼吸移动,那么照射过程中或者疗程中间肿瘤还是可能会发生移动或者位置偏差。这种肿瘤的移动问题在以精准狙击肿瘤为特点的重粒子线治疗中也同样存在。为了控制并减少这种肿瘤的移动和位置偏差,目前已开发出"呼吸门控照射"以及"IGRT(image-guided radiation theraphy,图像引导放射治疗)"等技术。

很多拯救癌症患者的先进技术是由日本的研究者或企业为先导开发出来的,这一点让我们无比欣慰。

◎ X 线等传统放射线治疗的弱点

传统放射线在光源处最强并随着照射距离而衰减

虽然传统放射线治疗在不断进步,但是传统放疗本身也具有局限性,这也是事实。

精准放疗的方法虽然已经被研发出来了,但是非常遗憾,不是所有经照射的肿瘤都能被治好,而且精准放疗出现副作用的可能性也不是说等于零。

这是为什么呢?

传统放疗中使用的放射线是一种光,光在光源处最强,随着行进会逐渐衰减,这是光所具有的性质。X 线也好、伽马线也好,都可以被比喻成是具有高穿透性的光,这些放射线照射在身体上时,在身体表面以及距离体表较近的地方会释放大量能量,如果肿瘤位于体内深处的话,等这些放射线到达肿瘤部位时,已经有相当程度的衰减了。

为了克服这种缺点,才有前文所述的几种精准放疗技术被研发出来。但是,从多个方向进行照射虽然具有一定优势,同时也有可能在更广的范围内对正常组织造成不良影响。

在脑肿瘤的治疗上,以往认为手术才是切实有效的方法。

近来,伽马刀以及使用直线加速器的立体定向放射治疗也逐渐被用于脑肿瘤的治疗。特别是在正常细胞和癌细胞之间界线较清晰的"转移性脑肿瘤"的治疗上,立体定向放射治疗取得了非常好的疗效。

头颈部肿瘤以鳞状细胞癌居多,采用放化疗结合的疗法,可以不损伤患者外观,并能维持患者生存质量在治疗结束后不至降低。

乳腺癌治疗上,以往以全切手术为主流疗法,即使是早期乳腺癌,乳房也往往会被全部摘除。而最近的标准治疗方案发生了变化,如果满足一定条件,则会采取只切除肿瘤部分的保留乳房手术配合放射线治疗的联合疗法。

食管鳞状细胞癌和头颈部鳞状细胞癌同样,放化疗相结合的疗法具有较好的疗效,这也是因为这种疗法重视患者治疗后的生存质量。重视患者生存质量的疗法在逐渐增多,这是非常可贵的变化,这表明医学进步终于可以让患者的强烈愿望得以实现。

除此之外,放射线疗法在肺癌、子宫癌、前列腺癌、恶性淋巴瘤等癌症的治疗上也有较好的效果。但是,放射线疗法并不适合胃、大肠等消化道肿瘤或者消化道周边肿瘤,这是因为消化道的放射耐受性较差,如果过度照射则有较高的出现出血、溃疡等重度不良反应的风险。

即使是在同一部位发生的肿瘤,如果分型(组织学类型)不同,则放射线的效果也会不同。恶性肿瘤分型中有鳞状细胞癌、腺癌、肉瘤等,传统放射线对于腺癌和肉瘤的治疗效果不佳。无论是哪个部位的腺癌或肉瘤,传统放射线治疗都比较困难,但是重离子线治疗则取得了良好的效果。这一点我们将在后面详细介绍。

如上所述,传统放射线治疗并非对所有恶性肿瘤都有效。但是,也不必因此就给传统放疗以"差评",因为无论是手术疗法还是化学疗法也都有各自的缺点，即使是本书着重介绍的重粒子线疗法，目前也不是说能够"包治百癌"的。

最近，多种疗法相结合的"联合疗法"正在如火如荼地进行之中，这也可以说是医学进步的一种体现。

◎ 细胞杀灭效应三倍于传统放射线的重粒子线

重粒子线治疗正逐渐成为常规疗法

粒子线治疗可分为若干种类，目前治疗中使用的只有质子线和重粒子线这两种。在日本，质子线治疗始于 1979 年，首先是在放射线医学综合研究所（放医研）开始临床研究。之后，筑波大学质子线医学利用研究中心于 1983 年也开始进行临床研究。

日本的重粒子线是 1994 年首先在放医研开始的临床试验，然后一步一步走到今天。虽然重粒子线的治疗研究历史不过二十几年，但是日本在这方面所取得的成果无论是在量上还是在质上都位居世界首位（图 5）。

虽然放医研附属的"重粒子医科学中心"是拥有住院设施的医院，但是在这里进行的治疗也被定位为科研活动的一环。由于临床研究成果显著，于 2003 年被日本厚生劳动省认定为"（高度）先进医疗"疗法，重粒子线治疗的疗效终获认可。

从 2003 年被认定为"（高度）先进医疗"开始至 2016 年 8 月，13 年间在放医研登记的重粒子线治疗患者达到了约 1 万人（先进医疗和临床试验患者数合计，图 6）。

骨与软组织肿瘤被纳入保险适用范围

随着治疗成果不断提升，重粒子线治疗的社会认知度也可以说是飞速提高。其结果是 2016 年 4 月，"不适合手术切除的骨与软组织肿瘤"的重粒子线治疗被纳入日本健康保险适用范

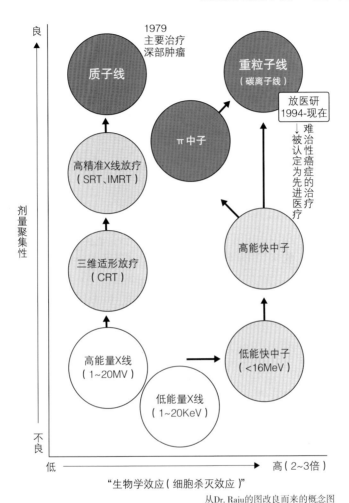

图 5　放射线治疗进化历程

围。笔者感慨良多,重粒子线治疗终于走到了今天! 虽然被纳入保险适用范围的还只是一小部分病种,但是对于很多患者来说医疗费负担可以因此得到大幅减轻,患者可以得到真正的实惠。

"骨与软组织肿瘤"是发生在骨组织上的"骨肿瘤"和发生

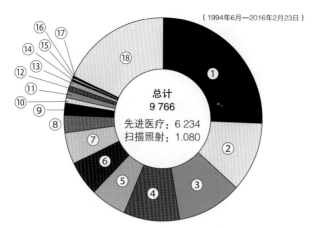

（1994年6月—2016年2月23日）

① 前列腺　2 523（25.8%）
　先进医疗：2 191　扫描照射:889

② **骨与软组织**　1 071（11.0%）
　先进医疗：850　扫描照射：41

③ 头颈部　1 038（10.6%）
　先进医疗：715　扫描照射：89

④ 肺　897（9.2%）
　先进医疗：313

⑤ 胰腺　557（5.7%）
　先进医疗：311

⑥ 肝脏　550（5.6%）
　先进医疗：319

⑦ 直肠术后　486（5.0%）
　先进医疗：412

⑧ 妇科　273（2.8%）
　先进医疗：39　扫描照射：2

⑨ 眼　177（1.8%）
　先进医疗：135

⑩ 中枢神经　106（1.1%）

⑪ 颅底　97（1.0%）
　先进医疗：68　扫描照射：3

⑫ 消化道　92（0.9%）

⑬ 腹部淋巴结　80（0.8%）
　先进医疗：73　扫描照射：1

⑭ 泪腺　29（0.3%）
　先进医疗：8　扫描照射：7

⑮ 扫描照射　21（0.2%）

⑯ 乳腺　7（0.1%）

⑰ 肾脏　7（0.1%）

⑱ 综合　1 755（18.0%）
　先进医疗：800　扫描照射：47

图6　放医研登记的重粒子线治疗患者数量

在肌肉、神经、脂肪、血管等软组织上的"软组织肿瘤"的总称。
这种肿瘤的发病率约为"每年10万分之1~3"，较为罕见，但是
这种统计数据对于患者来说可以说是毫无意义，因为对于每一
位患者而言，这种病都是发病率100%。

在骨与软组织肿瘤的治疗方法上，一般会根据患者病情而采取手术、化疗、放疗等疗法。如果肿瘤发生在体部，大范围手术切除往往会使患者失去身体的一部分功能。但是，如果采取重粒子线治疗，则有非常高的可能性能够保留患者身体器官的功能，也可以保障患者的生存质量。

笔者非常肯定，重粒子线治疗在保障患者生存质量方面是非常有效的治疗手段，因为重粒子线具有治疗本身没有疼痛、短时间内即可回归工作、身体器官功能损伤小等特点。

那么，这种能够给癌症患者带来这么多好处的重粒子线治疗，到底是一种什么样的治疗方法呢？

重粒子线是通过加速器产生的射线

稍微往前追溯一下，重新回顾一下较早前介绍过的内容。放射线主要包括以下两种：

（1）与光和电波同类的光子线：X 线、伽马线等。

（2）电子、质子、中子、原子核形成束流的粒子线：电子线、α射线、中子线、质子线、重粒子线等。

这里我将对（2）进行一下说明。

所有物质都是由原子构成的。图 7 是原子构造的简要示意

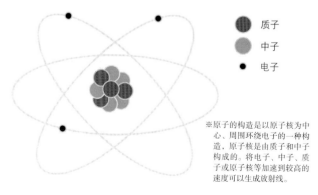

质子

中子

电子

※原子的构造是以原子核为中心、周围环绕电子的一种构造，原子核是由质子和中子构成的。将电子、中子、质子或原子核等加速到较高的速度可以生成放射线。

图 7　原子的构造

图。原子的构造是以原子核为中心、周围环绕电子的一种构造，原子核是由质子和中子构成的。

将构成原子的电子和质子在加速器中加速到非常高的速度后会形成粒子线（放射线的一种）。中子由于不带电荷，无法被直接加速，但是可以通过加速其他粒子并使其发生碰撞而间接生成中子线。电子的高速束流是电子线，质子的束流被称为质子线（图8），加速比质子质量更重的原子核所形成的放射线就是重粒子线。

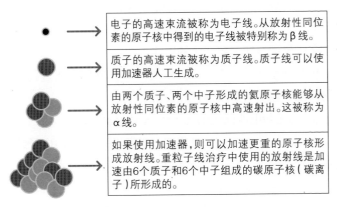

电子的高速束流被称为电子线。从放射性同位素的原子核中得到的电子线被特别称为β线。

质子的高速束流被称为质子线。质子线可以使用加速器人工生成。

由两个质子、两个中子形成的氦原子核能够从放射性同位素的原子核中高速射出。这被称为α线。

如果使用加速器，则可以加速更重的原子核形成放射线。重粒子线治疗中使用的放射线是加速由6个质子和6个中子组成的碳原子核（碳离子）所形成的。

图8　形成放射线的物质

为了在加速器中加速粒子，首先要将电子从原子中剥离，使得原子成为带电荷状态（离子状态）。将碳、氖等原子的带电原子核加速到光速的70%~80% 左右所形成的就是重粒子线。

前文中提到过，重粒子线中有氦离子线、碳离子线、氧离子线、氖离子线、氩离子线等多个种类。这其中，碳离子线是加速碳素原子核所形成的，业界习惯用"重粒子线"来专指碳离子线，本书也遵循此惯例将碳离子线称为"重粒子线"。

图9 显示的是原子核的质量比。原子核越重，加速时所需要的能量越大，加速后生成的重粒子线的杀伤力也就越大。重

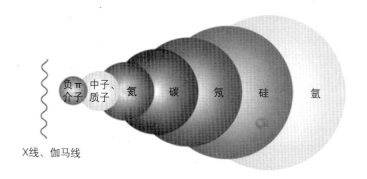

X线、伽马线

注：所谓"重粒子线"，是所有比质子更重的粒子的束流的总称。在本书中，"重粒子线"专指碳离子线。此外，本书使用"粒子线"来指称既包括质子线也包括碳离子线的情况。

图9 粒子的大小

粒子线对癌细胞的攻击破坏力是传统放射线的 2~3 倍。

放射线治疗的目的是切断癌细胞的双螺旋 DNA 结构。

X 线和质子线一般多是对癌细胞的 DNA 造成单链断裂损伤，而重粒子线却能对癌细胞的 DNA 造成更多双链断裂损伤。因此，重粒子线的肿瘤细胞杀灭效应更强，而重粒子线之所以具有这种能力是因为重粒子线具有更高的能量释放（图 10）。

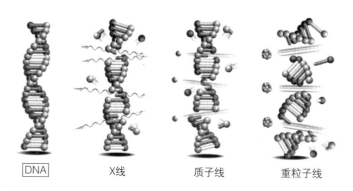

图10 不同放射线所造成的不同的 DNA 损伤

粒子线在体内能够直线行进并精准释放

从体外照射 X 线或者伽马线的时候，这些射线在身体表面附近释放最大能量，然后随着在体内的行进，能量不断衰减。因此，从单一方向照射时，如果想对体内深处的肿瘤造成充分打击，就不得不对较浅部位的正常细胞造成更大损伤。最近开发出来的从多个方向上照射肿瘤的"调强放射治疗"和"立体定向放射治疗"等技术，就是为了改善剂量分布而进行的尝试。

但是，质子线和重粒子线等粒子线则具有不同的性质，这些粒子线根据其能量不同可射到人体内不同的深度（射程），在其射程终端附近急速释放出大量能量并停止。这种现象被称为"布拉格峰"。由此，如果通过加速器调节粒子的能量，使得粒子线正好停在肿瘤部位的话，就可以实现只杀伤癌细胞，而对从体表到肿瘤位置的路径上的正常细胞不会造成更多的伤害（图 11）。重粒子线治疗之所以副作用少，正是因为重粒子线具有这种特殊性质。

实际的肿瘤在深度方向上会有一定的厚度，为了使重粒子线对肿瘤形成均匀照射，需要一道工序将原本较窄的布拉格峰

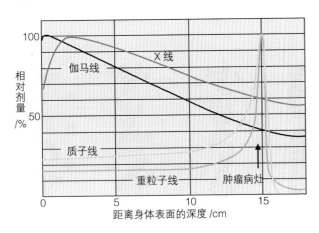

图 11　各种放射线在生物体内的剂量分布

按照肿瘤的厚度进行扩展。这种粒子线束流的形状被称为"扩展布拉格峰（SOBP）"（图 12）。

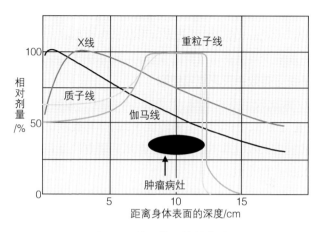

图 12　扩展粒子线的束流

图 13 显示的是重粒子线和传统放射线对肿瘤进行照射时的区别。传统的 X 线在身体表面附近部分的剂量最大，随着在体内的行进过程而逐渐衰减，并且会穿透肿瘤继续行进，这会对

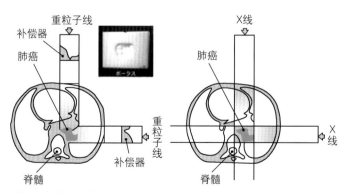

剂量在身体表面较弱，在肿瘤病灶部位急剧加强，然后在病灶末端戛然而止。

剂量在身体表面附近最大，逐渐减弱，在病灶末端也不会停止，而是继续穿过。

图 13　粒子线照射和传统放射线照射的不同

肿瘤周围的正常组织造成额外的损伤。卷首图 10 比较了肺癌治疗中的 X 线和重粒子线的剂量分布和剂量聚集性。

重粒子线的特性如上所述，在实际治疗中还会使用被称为"补偿器"（bolus）的过滤器使束流形状和肿瘤形状相吻合，这样可以尽量减少周围正常组织的损伤，只瞄准肿瘤本身进行照射。

重粒子线可有效杀灭乏氧癌细胞

图 14 比较了重粒子线、质子线、X 线这三种放射线疗法的特性（卷首图 3、卷首图 4）。和传统 X 线、伽马线相比，质子线的肿瘤细胞杀灭效应基本相同，只是在剂量聚集性上，质子线优于传统 X 线和伽马线。

	重粒子线	质子线	X线
（1）剂量聚集性	○	○	×
（2）剂量分布边缘锐度	○	△	×
（3）生物学效应	3	1.1	1
（4）乏氧肿瘤的治疗效果	○	×	×
（5）传统放射线抗据性肿瘤的治疗效果	○	×	×
（6）分割照射次数少	○	△	×

图 14　重粒子线、质子线、X 线的特性比较

重粒子线不容易发生偏离且横向辐射（散射）比质子线少，其肿瘤细胞杀灭效应（生物学效应）可以达到质子线的 2~3 倍。

关于图 14 中"对于乏氧肿瘤的效果"一项，我们简要说明一下。前文曾经说过，细胞分裂活跃的癌细胞对于放射线具有较高的感受性。支持细胞活跃分裂的是细胞中的氧气，通过放射线照射可以产生破坏细胞的活性氧簇，从而对癌细胞进行打击。

随着恶性肿瘤继续发展，在细胞反复分裂的过程中，肿瘤体积会逐渐变大，肿瘤组织的中心部分会出现坏死。这时，氧气无

法到达肿瘤组织中心的坏死部分,癌细胞进入乏氧状态。癌细胞是非常顽强的生物,即使处于乏氧环境中依然可以继续生长,而一般的放射线对于这种乏氧癌细胞的杀伤效果会显著下降,质子线或X线很难对付这种乏氧肿瘤。在这点上,重粒子线则不然——即使对于乏氧肿瘤,重粒子线的致死效果一般也不会降低。

一般的放射线治疗是对处于分裂期的癌细胞进行照射才有较好效果,分裂频率越高的癌细胞,我们说它"放射线敏感性越高",就是放射线治疗效果更好的意思。图14中提到的"传统放射线抗拒性肿瘤",指的是放射线敏感性低、分裂频率低的恶性肿瘤,然而即使是这种肿瘤,重粒子线的肿瘤细胞杀灭效应也基本保持不变(图15)。

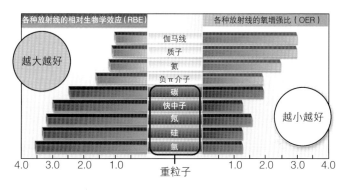

图15 重粒子线的细胞致死性高、对传统放射线抗性较强的恶性肿瘤也有效果

对于X线抗拒性肿瘤(腺癌、腺样囊性癌、恶性黑色素瘤、肉瘤等),重粒子线治疗具有显著的有效性,这正是2003年10月日本厚生劳动省将重粒子线认定为高度先进医疗技术的原因。

重粒子线治疗中,最大限度地发挥其特性的各种技术已被逐渐研发出来,这让我们倍感欣慰。研发不断取得进步,正是因为重粒子线癌症治疗被寄予了巨大的期待。反过来说,接受重粒子线治疗的患者越多,技术研发就会走地越快,患者就可以受益更多,这样就能形成一种良性循环。

那么,重粒子线治疗中有哪些照射技术在背后支撑着这种最新医疗方法呢? 请大家继续看第 3 章。

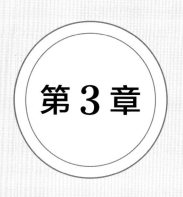

第 3 章

对患者更温和的
重粒子线治疗

◎ 架构起重粒子线治疗的最新技术

加速生成重粒子线——治疗的起点

第1章和第2章中介绍了重粒子线的简要情况,通过这些介绍相信大家已经了解到,重粒子线在癌症治疗上具有极为优越的特性,不仅可以精准攻击并消灭肿瘤,而且治疗中无痛、副作用少、不会伤害正常组织、且能够切实保障患者的生存质量。

这种治疗方法的"主人公"当然是重粒子线,而产生重粒子线的则是被称为"加速器"的装置。重粒子线治疗中,首先将碳原子所带的6个电子全部剥离,然后得到6价的碳原子核(碳离子),再将这种碳离子注入到一个被叫做"同步加速器"的环形加速器中,并将其加速到光速的70%左右,这可以被称为治疗的起点。这一部分属于相当专业的领域,就不再过多介绍了。这种装置在1993年由放射线医学综合研究所(放医研)在世界上首次研发成功,1994年6月开始了碳离子线(重粒子线)治疗。因此,使用碳离子进行重粒子线治疗是"日本创造",同时,将重粒子线加速器应用于医疗也是"世界首创"。

放医研的这个装置被命名为"HIMAC",为了让其充分发挥作用,"HIMAC"的建设规模和设备规模都达到了相当大的程度(卷首图1)。由于在设施建设费和科研费等方面投入了巨大的资金,其结果是不得不让患者负担高额的医疗费用。为了让更多的患者能够有机会接受重粒子线治疗,我们正在进行加速器的小型化研究。一部分小型化研究成果已经开始实际应用,这个计划也得到了经验丰富的医疗器械厂家的大力支持。相信不久的将来会实现装置的进一步小型化,重粒子线治疗费也应该可以大幅降低,那时重粒子线治疗才能成为真正意义上的"常规疗法"。

笔者从重粒子线治疗开始的最初阶段就参与其中,因此,也格外希望重粒子线成为"常规疗法"的那一天能够早日到来。

在同步加速器中加速碳离子

对肿瘤进行照射时,重粒子线的速度能够达到光速的70%左右,这个速度1秒钟可以绕地球5.5圈,当重粒子线达到这个速度时,能够射入患者体内25~26厘米深处。

重粒子线产生的方法大体如下。

请参考图16。

图16是放医研的HIMAC装置,使用了加速器中被称为同步加速器的装置。首先,在被称为"离子源"的装置中生成碳离子,将碳离子注入直线加速器(Linac)加速到光速的11%左右,然后再将其注入周长130米、直径40米的巨大的环状同步加速器(环形加速器)中。粒子束在圆形轨道上一圈一圈边转边加速,能量不断增强。同时,随着粒子束能量的增强,磁场也不断增强以调整粒子束围绕同一轨道进行旋转。待粒子束达到治疗所要求的能量后,将粒子束从圆形轨道上取出,以束流的形式送到外部。

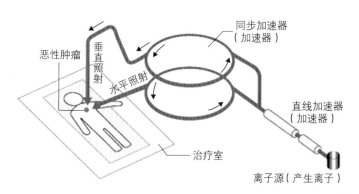

图16 取出碳离子

射线的制作过程并不是到此为止。从加速器中出来的粒子线是很细的束流,为了根据肿瘤形状进行照射需要将细束流进行展宽。此时,需要让细束流通过"散射体"加宽,然后通过水平、垂直方向上配置的电磁铁将束流扩展成圆形,接着让束流通过"脊形过滤器",使得束流的布拉格峰形成一定厚度。

由于肿瘤形状各不相同,因此接下来的工作是按照患者不同的肿瘤形状对束流进行整形,这一步使用的是"准直器"。以前的"准直器"是用黄铜板按照肿瘤形状抠出相应的形状,现在使用的"多叶准直器"是将多张叶片重叠,可以开出任意形状的出束窗口(图 17)。

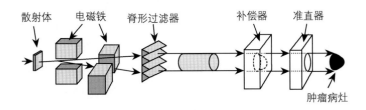

图 17　按照肿瘤形状对束流进行整形

由于束流只通过按照肿瘤形状定制的准直器窗口射出,因此几乎不会出现肿瘤以外的周边正常组织受到重粒子线照射的情况。

束流向深部肿瘤纵向照射的距离调节也非常重要。由于重粒子线在肿瘤底部会释放出最大能量,为了使束流形状和肿瘤底部形状相吻合,还需要使用按照肿瘤形状制作的聚乙烯板"补偿器"(图 17、图 18,卷首图 5、卷首图 8)。

‖ 高速三维笔形束扫描照射法

按照肿瘤形状进行涂抹式照射

从加速器中出来的粒子线很细,其"布拉格峰"的形状是尖状的。为了让束流形状和肿瘤形状相吻合,需要对细束流进行扩展,使用的是根据 CT 检查数据而制作的脊形过滤器等器具。

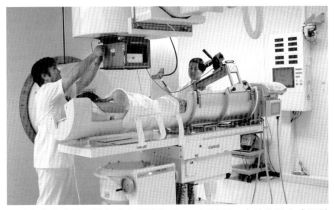

照射室中有水平照射和垂直照射的端口，通过图17中的装置生成照射野，使用散射法进行照射。

图18　HIMAC 主楼治疗室

这种方法形成的束流被称为"展宽束流"，这种照射肿瘤的方法即前文已略有提及的"散射法"（也被称为"被动散射法"或"宽束法"，译者注）。这种照射方法需要为患者定制补偿器和准直器，而定制需要花费一定时间，这使得整个治疗疗程会有一定延长。放医研医院自开始治疗以来，这种方法一直在使用。

从 2011 年起，一种被称为"笔形束扫描法"的新方法开始用于重粒子线治疗。这种方法具有强大的功能性，又被称为"高速三维笔形束扫描照射法"（卷首图 6、卷首图 9）。

简单介绍一下"笔形束扫描法"的原理。在加速器中被加速到光速的 70% 左右之后，重粒子线经过射线传输系统被传送到各治疗室。在治疗室中，细束流在三维方向上高速移动，按照患者肿瘤的形状进行涂抹式照射，这就是"笔形束扫描法"。即，像写连笔字那样，让束流对肿瘤进行无缝隙扫描照射从而杀死癌细胞。

"笔形束扫描法"是将二维平面上的照射域进行层层累加，

按照顺序对准肿瘤形状进行照射。可以想象一下电脑 3D 打印，就比较容易理解了。

与"散射法"相比，"笔形束扫描法"在剂量分布方面更为合理，并且进一步减少了对周围正常组织的辐射，这是"笔形束扫描法"最大的优点。加上不需要定制补偿器和准直器等照射器具，使得治疗过程进一步缩短。无论哪一点，对患者来说都是好事。

但是，并不是说"笔形束扫描法"就完全没有问题。这种方法要对准肿瘤进行扫描，在随呼吸而移动的肺部、肝脏等器官（肿瘤）的治疗上有一定困难。

为了解决这个问题，放医研在世界上首次研发出融合了呼吸门控技术和往复扫描技术的高速三维笔形束扫描法。通过这个方法，终于对治疗适应证中占有近半数的呼吸移动性肿瘤也可以实现高精准照射了。

我们将高速三维笔形束扫描法的特征总结如下：

（1）可以轻松对应形状复杂的肿瘤病灶；

（2）易于减少对重要器官的照射剂量，从而可在短时间内完成治疗；

（3）无需定制补偿器、准直器；

（4）照射装置更简便、维修费更低、准备时间更短。

看起来"笔形束扫描法"好像全是优点，其实也不然。与"散射法"相比，"笔形束扫描法"也有以下缺点：

（1）不适合随呼吸而移动的肿瘤；

（2）剂量分布计算所需时间更长；

（3）肿瘤边缘的剂量分布界限不清晰。

对于上述三个缺点，针对①已经研发出呼吸门控照射法，并且已经开始实际应用，而针对②和③的改良目前正在加速进行中。

机器人治疗床

位置确认时间实现大幅缩短

在实际治疗中,照射本身只需要 1~2 分钟左右的时间,大部分的时间用在了患者体位调整以及确认肿瘤位置上。用于解决这个问题的技术之一,就是使用机器人治疗床,由此使得位置确认的时间得以缩短(图 19)。

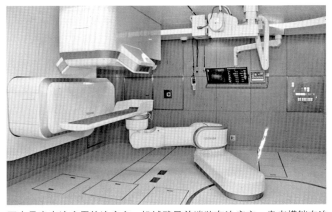

图中是患者治疗用的治疗室。机械臂最前端装有治疗床,患者横躺在治疗床上接受从上面或者侧面照射过来的重粒子线(HIMAC第2治疗室)。

图 19　机器人治疗床

我们所导入的机器人治疗床最大负重为 200 千克,由 7 轴结构实现控制。该治疗床是可以在水平方向上实现大幅度移动的水平多关节型治疗床,通过在水平方向上移动关节部分,可以确保治疗时医疗工作人员拥有充分的移动空间,使用非常方便。

由于治疗床可以用机械臂来移动,因此扩大了治疗床周围的可用空间,从而缩短了治疗时确认位置所需要的时间。

‖ 超导旋转机架

患者无需移动身体、改由机架进行旋转

我们在重粒子线治疗中使用的旋转机架是直径 11 米、长 13 米、重达 300 吨的大型装置，使用该装置可以实现从任意角度对患者肿瘤进行碳离子线照射。患者只需躺在治疗床上，由照射装置自由移动进行调整，这种装置系统在质子线治疗中已经是标准装备了。顺便说一句，德国海德堡的重粒子线治疗设施所使用的旋转机架长达 19 米、重 600 吨，与海德堡的设备相比，我们的设备已经属于相当小型化的了。

由于重粒子线与质子线相比质量更大，因此，将粒子导入照射端口的束流输运线上所需要的"偏转电磁铁"需要有更强的磁场。而且，重粒子线旋转机架搭载的电磁铁所需要的磁场强度比质子线相应设备高出 3 倍之多，导致电磁铁以及支撑电磁铁的构造装置也不得不建造得非常大，所以这种装置在日本国内很长一段时间都未能实用化。

放医研通过使用超导电磁铁成功实现了这种装置的小型化，已于 2017 年投入治疗使用。

这种旋转机架具有以下优点：

（1）由于装置本身可以旋转，因此无需像以前那样让患者倾斜身体就可以从任意角度进行重粒子线照射；

（2）可以避开脊髓和神经等重要器官对角度进行细微调节，从多个方向上照射可以进一步优化肿瘤部位接受重粒子线照射的剂量分布；

（3）不仅可以减轻治疗时患者的身体负担，还可以进一步减轻治疗后的不良反应和副作用，从而实现对患者更温和的治疗。

重粒子线治疗本身就是一种"对患者更温和、对肿瘤的杀伤力更强大"的治疗方法，而旋转机架的使用让重粒子线的治疗效

果得到了进一步提高。

我们从来不认同"为了治好癌症,让患者稍微忍受一些痛苦也没有办法"这种观点。如果无需忍受痛苦即可完成治疗,这样的疗法必然更具优越性,而重粒子线正是这样的疗法。

下面,我会引领大家进入我们的治疗室内部。

◎ 重粒子线治疗前需要了解的事项

重粒子线颠覆了至今为止的癌症治疗常识

在前面的章节中,我们介绍了重粒子线治疗的众多优点。但是,凡事不可能是万能的,重粒子线治疗也存在局限性,需要大家提前了解。

在此之前,我们想着重强调一下:对于其他疗法难以治疗的难治性癌症,重粒子线治疗确有较好疗效,这一点已经过临床试验结果得到证明。

以下内容和前面稍有重复,我们再列举一下重粒子线治疗的特性:

(1) 治疗所伴随的副作用较小;

(2) 在多部位的治疗上容易保留身体器官功能;

(3) 对身体造成的负担较少、更适合高龄患者;

(4) 即使是进展期的癌症,如果尚局限在局部,则可以期待较好的控制效果;

(5) X 线难以奏效的组织学类型的癌症,重粒子线也具有较好疗效;

(6) 治疗时间短,患者可以在短期内回归社会;

(7) 由于副作用非常轻,更易于和其他疗法并用。

仅仅通过上述列举内容,相信大家已经明白:重粒子线是一种超越了至今为止的癌症治疗常识的疗法。

图 20 是重粒子线治疗效果较好的肿瘤部位。

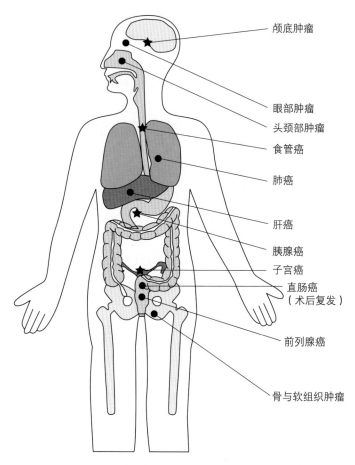

图 20　重粒子线治疗效果较好的肿瘤部位

　　第 2 章中已经介绍过,按照肿瘤部位分类的话,在放医研接受治疗的患者中,"前列腺""骨与软组织""头颈部""肺"这 4 个部位占了 5 成以上,往下是"胰腺""肝脏""直肠癌术后复发""子宫"等。这些部位的恶性肿瘤可以说是重粒子线治疗成果非常显著的地方。

另一方面,由于壁薄且反复进行不规则蠕动,胃和肠道等管腔器官并不是传统 X 线放疗的治疗对象,同样这些器官也不适合于重粒子线治疗。胃和肠道的黏膜对于放射线的耐受性比较差,放射线照射很可能会导致出现溃疡,或因壁薄而穿孔(管壁上出现破裂)。同理,离消化道较近的胆囊或胆管肿瘤也属于重粒子线治疗难度较高的部位。

遗憾的是,重粒子线治疗也有非适应病例

作为医师,我们其实真心希望无论什么部位的肿瘤重粒子线都能治疗,但是重粒子线治疗的确不是万能的,并不能承接所有肿瘤患者。

关于重粒子线治疗的非适应病例,前面我们也曾简要提过,现在具体列举如下:

(1)胃癌、大肠癌等伴有蠕动的管腔器官的疾病;

(2)白血病、淋巴瘤等全身扩散型的肿瘤;

(3)已经大范围转移至全身的肿瘤;

(4)有其他更好的治疗方法的肿瘤。

重粒子线治疗毕竟是一种"局部疗法",自然有其局限性。

对于全身扩散的白血病,手术和放疗都是无法奏效的,只能使用化疗(抗癌药)来进行治疗。肿瘤是否发生转移的判断往往非常困难,笔者也经常为之头疼。原则上,对于已经转移的肿瘤,目前不会使用重粒子线进行逐个治疗。但是,按照癌症病种的不同,也会有个别即使发生转移也可以治疗的情况,例如,如果使用重粒子线治疗原发部位有益于提高患者生存质量以及改善预后效果、且转移限于单一位置的情况下,在患者能够理解治疗局限性和治疗意义的前提下,也有可能使用重粒子线治疗。

而笔者最大的期望,是患者务必在尚未发生转移的阶段尽早考虑重粒子线治疗。

除了上述诸多适应或非适应的情况以外,还有以下必要条

件,请患者朋友们注意:

(1)患者对于自身患癌的事实要有清晰的认识;

(2)治疗对象部位过去未曾接受过高剂量、多次数的放射线治疗;

(3)某些部位的治疗有一定年龄限制。

可能大家会觉得这些条件很麻烦,但是确立这些限制条件是为了治疗能够切实进行,还请患者朋友们理解。

重粒子线治疗是一种团队医疗,需要以患者为中心、由医师、护士、放射线技师等通力合作共同进行。为了治疗能够成功,需要患者对自身患癌一事具有清晰的认识,并且需要患者具有"为了治好癌症而努力"的强烈意愿。以前经常会有患者家属要求医师"请不要告诉患者自己患癌的事实",好在最近这种情况总算是越来越少了。

以前曾经接受过根治性剂量放疗的部位,一般不再适合使用重粒子线进行治疗,这是因为如果对以前曾接受过放疗的部位再次照射重粒子线,很有可能会引起严重的不良反应。所以请患者理解,这项限制实际上是为了保护患者。但是,如果以前放疗的剂量较低、且肿瘤是位于头颈部等无需担心黏膜溃疡的部位的话,也有再次接受重粒子线治疗的可能。

癌症总体而言多发于老年人群,而日本的先进医疗对于年龄没有上限要求。但是,临床试验中某些部位是有年龄限制的,这一点还请注意。

如有任何疑问,可以电话咨询放射线医学综合研究所医院(2016 年名称变更,原"重粒子医科学中心医院")、或其他重粒子线治疗机构(请参考卷末)。目前,重粒子线治疗被认定为日本的先进医疗技术,治疗对象主要需要考虑医学及伦理道德等因素来确定。如果不符合条件,即使患者具有强烈意愿,也有可能无法治疗。

◎ 尊重患者意愿的重粒子线治疗

照射之前的准备工作是治疗的基础

下面,终于开始进入治疗部分了。简要说明一下重粒子线治疗的主要流程。

- **挂号:从初诊开始就需要预约,请注意**

放射线医学综合研究所医院以及其他重离子线治疗医院均采取预约制,如需来院请提前联络,以确定来院日期和时间。不同部位的肿瘤则对应主诊医师也不同,因此患者还需要确认相关医师的看诊日期。

挂号需要携带的资料有主诊医师的介绍信、诊断图像(如,X线 CT、磁共振、PET 图像)、生化检查数据、健康保险证等。

特别是主诊医师的介绍信是非常重要的,如果患者拿不到主诊医师的介绍信,则需要和各重离子线治疗设施咨询商议。

- **问诊:听取重粒子线治疗的说明,注意不要听漏**

首先,门诊护士会询问患者的健康状态和病情。然后,门诊医师会对重粒子线治疗进行详细说明,如到目前为止的治疗效果、基于资料的预后分析、有何副作用等。如果患者有什么疑问,在这个阶段请尽管提问。由于肿瘤部位和进展情况不同,患者的期待未必全部都能得到满足,但是如果患者有任何希望,还请尽管告知。

放医研医院的医师在患者中间向来有"直截了当、易于沟通"的口碑。医师既是掌握专业技术的专家,也需要具有包容理解患者的博爱胸襟,首先需要做到的就是"倾听患者需求"。因此,患者不必只是单方面听从医师说明,而是要和医师对话。医师只有在了解了患者的真实想法之后,才能将其反映在相应的治疗方案当中。

- **医师问诊:判断是否适合重粒子线治疗**

负责医生会确认患者的全身状态、是否具有判断能力以及病情症状等。为了明确病情经过,需要患者尽量带齐介绍信、CT/磁共振等诊断图像、病理诊断报告等资料。前列腺癌、骨与软组织肿瘤等肿瘤患者需要提供病理组织标本,重粒子线负责医师会联系患者原来的主诊医师请求提供标本并进行病理诊断结果的再确认。

经过以上步骤之后,负责医生会判断该患者是否适合重粒子线治疗。如果肿瘤大小超过 15 厘米、或者转移已经扩散至全身,则基本很难使用重粒子线进行治疗了。或者,如果有其他疗法比重粒子线更有益于患者,负责医师会如实告知。即使患者不适合于重粒子线治疗,如果患者提出请求,医师也会协助患者转诊到其他医院。

如果负责医师经诊断认为患者可以接受重粒子线治疗,那么就会召开专家会诊,以做出最终判断。

- **住院:门诊治疗居多,也有少数患者住院治疗**

多数情况下,重粒子线治疗本身不会对患者造成过重的身体负担,门诊治疗是完全可能的。但是如果患者是从远处前来就医,为了检查和治疗能够顺利进行,也可以住院治疗。当然,疗程会因肿瘤部位不同而不同(图 21)。

曾有患者反映:"住院期间没什么事儿干,闲得难受"。的确,重粒子线治疗住院期间,除了接受照射以外没有其他需要做的事情。那位患者还自夸道:"住院期间认真学了学电脑,技术进步了不少"。也有患者本来是非常忙碌的生意人,利用住院享受了一段半休闲的时间。用"休闲"这个词可能不太恰当,毕竟是癌症治疗,不过有些重粒子线治疗患者的住院生活确实是比较轻松的。

还有不少住院患者享受和住在同病房的不同经历的人谈天说地,甚至出院后依然保持联络的听说也不少。这也可以说是重粒子线治疗的一大魅力,就是即使住院也不是"癌症一边倒",

No.	对象部位	照射次数	疗程
1	颅底、侧颈髓肿瘤	16	4周
2	头颈部肿瘤	16	4周
3	非小细胞肺癌 ●肺野周围型 ●肺门、肺门接近型 ●肺门、纵隔淋巴结转移型	1或4 9 12	1周 3周 3周
4	肝细胞癌	2或4	1周
5	前列腺癌	12	5周
6	骨与软组织肿瘤	16	4周
7	直肠癌术后复发	16	4周
8	子宫癌	20	5周
9	胰腺癌 ●术前 ●局部进展（无法手术切除）	8 12	2周 3周

参考资料：（独）放射線医学総合研究所パンフレット「重イオン治療プロトコールにおける適応 疾患について」（肝癌部分显示的是高度先进医疗的照射次数和疗程）

图 21 照射次数和疗程

可以在较为轻松的住院生活环境中进行治疗。

● **检查：全身状态和肿瘤进展情况的详细确认**

在治疗前的准备阶段中，需要进行常规检查以确认是否存在影响治疗的异常情况以及身体状态是否可以耐受治疗等。

同时还需要对肿瘤的情况进行确认。根据肿瘤部位不同，检查项目也有所不同，主要是通过 CT、磁共振、PET 等确认肿瘤的准确位置、大小、是否有转移以及转移范围等。

大部分患者在提交介绍信的同时也会提交这些诊断图像，上述检查也可能不需要重复进行。但是，由于重粒子线治疗需要精准集中照射,因此,如果需要最新的肿瘤位置和范围等信息,则有可能需要患者再次接受检查。

- **诊断＋知情同意说明:决定治疗方针、获得患者同意**

　　在此阶段,医师会根据检查结果来对肿瘤发生在哪个器官、属于什么性质、进展到什么程度等下诊断结论,并会告知患者诊断结果以及今后可能出现的病情变化,说明治疗方针等。

　　根据患者背景知识的不同,医师会尽量使用通俗易懂的方式进行说明,这也被称为"知情同意说明"。知情同意说明的主要内容包括:什么是重粒子线治疗、患者所患何种疾病以及治疗方法、重粒子线治疗实际是如何进行的、预后效果及副作用、治疗完成后的注意事项、个人隐私如何保护、缴费方法、同意书的签署和取消等。

　　采取"全权委托医师"的姿态于患者而言并不是一件有利的事情。建议大家可以通过阅读放医研和医用原子能技术研究振兴财团的网页(http://www.antm.or.jp)、书籍、指南宣传册等,提前了解重粒子线治疗的相关信息。

　　医师也是人,为了重粒子线治疗取得成功,医师和患者之间的良好交流是不可或缺的必要条件。

- **身体固定器具:需要按照患者身体来定制**

　　为了让患者在治疗时能够保持住一个舒适的体位以便重粒子线精准照射到肿瘤位置,需要为患者制作身体固定器具。这个装置是为了让患者身体保持不动、保证重粒子线对准肿瘤位置进行照射的必需的器具(卷首图 7)。

　　身体固定器具的制作所需时间大约是 20 分钟 ~1 小时左右。

- **制定治疗计划所需 CT 图像拍摄:制定治疗计划的基础数据**

　　患者需要采用实际接受治疗时的姿势来进行 CT 检查并拍摄肿瘤周围的断层图像。这个图像将被用作重粒子线治疗的基础数据。

CT 图像拍摄步骤如下：

（1）患者以接受治疗时的姿势躺在 CT 台上，穿着身体固定器具；

（2）在身体固定器具上面，标记 CT 检查的中心点位置；

（3）拍摄 CT 图像。拍摄过程中不需要憋气；

（4）为了对照位置，有时还需要拍摄正面、侧面的对照图像。

CT 图像拍摄大约需要 20 分钟，有时也需要以同样的步骤进行磁共振检查。

- **制定治疗计划：决定照射条件**

接下来，将制定治疗计划以决定重粒子线治疗的具体照射条件。这一步骤会参考诊断时的图像，在 CT 图像上决定照射剂量、照射范围以及照射方向，这是一项非常重要的作业。

治疗计划是以诊断用的磁共振和 PET 图像为参考，在 CT 图像（治疗计划用）上以立体的方式勾勒出肿瘤浸润范围和正常部分的分界以及肿瘤部分和周围重要器官的分界。在此基础上，决定重粒子线束流的数量和照射方向。参与治疗计划制定的不只是负责医师，而是需要由多名医师慎重讨论，同时需要医学物理师和技术人员共同参与操作。

- **治疗计划会诊会议：参与治疗的所有相关人员共同商讨决定**

无论是在哪个医院，患者治疗都需要事先制定治疗计划，由以负责医师（主诊医师）为首的相关医师、医学物理师、诊疗放射线技师、护士等共同参与会诊，讨论治疗方针是否合适。重粒子线治疗也是如此。图 22 显示的是会诊的具体情形，患者的病情经过、图像诊断信息、治疗计划信息等会显示在图 22 中那样的大型屏幕上，相关人员全体参加并进行讨论。

- **照射治疗：基本上是 1 天 1 次**

经过上述几个步骤和照射模拟演练之后，终于进入真正的照射阶段。

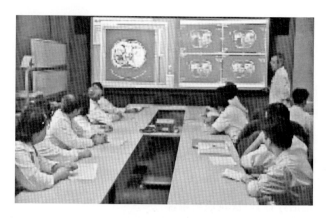

图22　相关人员正在召开治疗会议

可能大家会觉得这个过程非常繁琐,但是这些步骤都是为了保证能对患者的病变部位实施安全、精准的治疗。

治疗室里进行的照射治疗按照以下步骤进行(图23):

(1)重粒子线治疗的关键点在于如何精准地对准位置,所以每次治疗开始之前都需要进行位置确认。患者需要身着固定器具躺在治疗床上,从正面、侧面进行X线透视检查和X线片拍摄。位置确认需要5~10分钟。

(2)实际照射只需要2~3分钟即可结束。照射次数需要参考各个病种的治疗方案(图21)来决定。

(3)如果照射对象是肺或肝脏等器官,由于这些器官会随呼吸而移动,所以需要采用呼吸门控照射法。这是一种根据呼吸位相的某一部分进行同步跟踪并照射的技术,通过安装在身体表面的发光二极管的位置以及压力感知器的信号来决定照射时机,这种技术是由日本研发出来的。

● 出院后:跟踪观察非常重要

在照射治疗过程中,需定期来院诊查。根据治疗部位不同,有可能会出现口腔黏膜炎、皮肤炎、或者消化器官相关问题等急

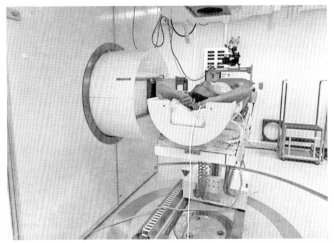

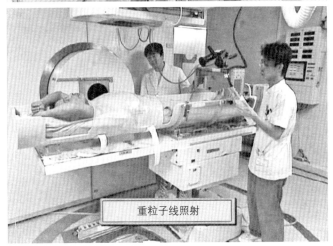

重粒子线照射

图 23　照射治疗

性不良反应,因此需要接受医师的定期诊查以便确切对应。大部分情况下不会出现太严重的问题,偶尔需要药物治疗,所以一定要重视定期诊查。

　　治疗结束后,患者需要定期随诊,相关事项请听从主诊医师的指示。

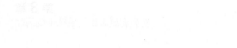

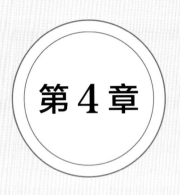

第4章

难治性癌症的克星——
重粒子线

◎ 即使其他疗法难以奏效的难治性癌症也无须放弃

通过重粒子线让难治性癌症的治疗效果显著提高

第1章到第3章主要介绍了重粒子线及其治疗方法的特征。从第4章起,我们将开始关注重粒子线的具体治疗方法。

第3章中我们曾经说过,重粒子线治疗不是万能的。一方面,重粒子线对于很多癌症具有非常好的效果;另一方面,按照组织学分型和部位的不同,也有不少癌症不适合重粒子线治疗,且治疗后同样存在复发的可能性。重粒子线在难治性癌症的治疗上被寄予了巨大期待,同时重粒子线也具有其自身局限性。

关于重粒子线治疗的特征,前文已进行过说明:重粒子线具有良好的剂量聚集性和更高的细胞杀灭效应,因此,如果治疗对症,肿瘤的局部控制率(对于照射部位的效果)和生存率都可以得到提高。放医研医院目前为止的剂量递增试验证明,在大部分部位的肿瘤治疗上,重粒子线取得了约80%~90%的良好的局部控制率。当然,也有患者虽然照射部位得到控制却因远处转移而死亡,因此生存率一般会低于局部控制率。即便如此,与其他疗法相比,重粒子线依然取得了良好的治疗成果。

如,在重粒子线治疗病例中数量最多的前列腺癌患者的5年生存率上,中危和高危患者使用重粒子线治疗的5年生存率要比使用X线治疗的患者高出10%~15%;肝细胞癌(单发性)和直肠癌(术后盆腔复发)的生存率上,重粒子线取得了和手术同等、甚至更好的治疗效果;骨与软组织肿瘤的治疗上,原来只有无法手术的病例才可以被接收作为重粒子线的治疗对象,经厚生劳动省先进医疗会议讨论,由于重粒子线治疗的有效性,决定从2016年开始被纳入保险支付范围;胰腺癌向来是难治性癌症的代表,如果无法手术,则患者的5年生存率基本接近于零,因此一般只能统计2年生存率,而重粒子线联合抗癌药物化疗的疗法取得了2年生存率约50%的良好成果;此外,头颈部肿瘤(包括眼部)以及颅底肿瘤、肺癌等肿瘤治疗上,重粒子线的成果也不负期待。

重粒子线治疗对于X线难以奏效的腺癌、肉瘤也有良好效果

恶性肿瘤是自身组织因无序异常增殖而形成的产物,其组织学类型大体可分为三类。

第一类是从覆盖身体表面的皮肤或黏膜组织长出来的"上皮性恶性肿瘤",可以进一步分为鳞状细胞癌、腺癌和未分化癌;第二类被称为"非上皮性恶性肿瘤",是发生在支撑身体的骨头、肌肉、血管、纤维和脂肪等部分的肿瘤;第三类是"其他恶性肿瘤",其中包括造血系统肿瘤(白血病、恶性淋巴瘤)、神经系统肿瘤(脑肿瘤等)以及产生黑色素的细胞的肿瘤(恶性黑色素瘤)等。

恶性肿瘤中最多的是上皮性恶性肿瘤中的鳞状细胞癌,多发于口腔、咽喉、食管、肺、宫颈等部位,转移时主要经淋巴管扩散。上皮性恶性肿瘤中,还有在产生分泌物的腺体组织上发生的"腺癌",多发于消化道、肺、子宫体、乳房、前列腺、胰腺等部位,转移时主要经血管扩散。

在下一小节中我们会进一步详细介绍,传统放射线治疗被认为是对腺癌和肉瘤类的肿瘤难以奏效的。这里的"传统放射线"指的是X线。而另一种放射线——重粒子线,经过众多临床数据证明,无论是对哪个部位上的腺癌或肉瘤(骨与软组织肿瘤)、恶性黑色素瘤等,也都有非常好的治疗效果。特别是肉瘤类的恶性肿瘤,一般需要通过手术切除肿瘤和周边组织,但是如果是使用重粒子线治疗,则无需开刀,且患者治疗结束后的生存质量也可以得到保障。虽然经过重粒子线照射后有的部位可能会出现皮肤或周边器官的不良反应(副作用),但是多数比较轻微,基本不会对患者生存质量造成致命影响。

基本未见重度不良反应(副作用)

放射线治疗可能引起的不良反应中,全身性不良反应包括身体倦怠、食欲缺乏、呕吐等,还有白细胞和血小板的减少、红细胞的减少(贫血)等;仅限于照射部位的不良反应有照射范围内的脏器或器官出现不同程度的功能下降等情况。要想比较各种不同疗法的优势和劣势,需要客观地评价各种疗法的副作用程度。在这方面,国际上有相关规定,我们一直在按此标准对重粒子线治疗成果进行评估,并面向院内外进行通报。

日本的重粒子线治疗是从 1994 年起在放医研开始进行的。前三章的内容中已经介绍过,重粒子线可以对肿瘤进行精准集中照射,因此可以降低肿瘤周围正常器官和组织的损伤。但是,在重粒子线治疗研究初期,由于此前完全没有经验,那时候没人知道需要用多大剂量、照射多长时间、用什么方式来照射等问题。为了弄明白这些问题,于是我们进行了剂量递增的"Ⅰ期 /Ⅱ期临床试验"。在此过程中,有一部分接受了高剂量照射治疗的患者出现了严重的不良反应。当然,原因马上就被查明,在之后的临床研究中,安全剂量得以确定,照射方法也得到改善,如今已经几乎不会再出现同样的副作用问题了。但是,这并不是说重粒子线治疗已经完全没有副作用了,不同的照射部位可能出现不同的不良反应,我们将在后面各节中依次介绍。

重粒子线具有多种"适合于肿瘤治疗的特性"。但是,这也是一柄"双刃剑",我们必须更加合理地开发利用重粒子线的种种优越特性,这其实和教育领域里注重个人才能开发的"因材施教"是有异曲同工之处的。

下面,针对一些主要疾病的重粒子线治疗的实际情况进行一下介绍。

◎ 前列腺癌——男性患者激增，重粒子线治疗效果极佳

早期发现，确切治疗

通过第 1 章中图 1 的数据可以看到，前列腺癌患者数量从 2000 年以后一直在快速增长。每 10 万人中的前列腺癌患者数量和死亡人数如图 24、图 25 所示。预计不久的将来，前列腺癌将占据男性癌症中的首位。但是好在，虽然患者数量一直在增长，但是因前列腺癌而死亡的人数却并没有增长，这应该说是各种治疗方法不断进步所带来的结果。

前列腺分泌前列腺液，前列腺液和射精管中出来的精液混合，在射精时通过尿道口排出。前列腺具有与射精时的肌肉收缩以及排尿相关的功能。

前列腺癌是由于前列腺细胞失去了正常的细胞增殖功能、

日本最新癌症统计数据

- 2014 年因癌症死亡的人数为 368 103 例（男性 218 397 例、女性 149 706 例）
- 2012 年被确诊的新发癌症病例（患者全国统计推算值）为 865 238 例（男性 503 970 例、女性 361 268 例）

	第1位	第2位	第3位	第4位	第5位	
男性	肺	胃	大肠	肝脏	胰腺	如果将大肠分为结肠和直肠来统计，则结肠第 4 位、直肠第 7 位
女性	大肠	肺	胃	胰腺	乳房	如果将大肠分为结肠和直肠来统计，则结肠第 2 位、直肠第 9 位
男女总计	肺	大肠	胃	胰腺	肝脏	如果将大肠分为结肠和直肠来统计，则结肠第 3 位、直肠第 7 位

出处：人口動態統計によるがん死亡データ

图 24　2014 年死亡人数最多的癌症部位

	第1位	第2位	第3位	第4位	第5位	
男性	胃	大肠	肺	前列腺	肝脏	如果将大肠分为结肠和直肠来统计,则结肠第4位、直肠第5位
女性	乳房	大肠	胃	肺	子宫	如果将大肠分为结肠和直肠来统计,则结肠第3位、直肠第7位
男女总计	大肠	胃	肺	乳房	前列腺	如果将大肠分为结肠和直肠来统计,则结肠第3位、直肠第6位

出处:地域がん登録全国推計によるがん罹患データ

图25 2012年患病人数(全国统计推算值)最多的癌症部位

无序自我增殖所导致的。其原因尚未被查明,但是一般认为前列腺癌可能与基因异常以及饮食习惯相关。据独立行政法人国立癌症研究中心的研究表明,癌症往往具有地域分布性,如,胃癌不分男女多集中于日本海一侧,乳腺癌多发于北关东、中国和四国地区,但是前列腺癌却没有显示出这样的地域偏向性。

此外,从年龄分布上看,如图26所示,前列腺癌在60岁以上的男性中患病率非常高。由此可知,前列腺癌是一种代表性的随年龄增长而患病增多的疾病,早期发现治愈率较高,与胃癌和肺癌相比预后良好。最近,使用前列腺特异抗原(肿瘤指标PSA)进行诊断的方法逐渐普及,即使是没有自觉症状的早期前列腺癌也可以诊断发现了。以前所采用的肛门指检(医师将手指伸入肛门中进行直肠检查)难以发现早期前列腺癌,但是PSA检测方法可以达到较高的精度,如今已经在世界范围内被普遍采用。

如果PSA值呈阳性,则需要进行磁共振图像检查、超声波检查等二次检查。

前列腺癌如果是早期的话,治愈可能性较高,一旦进展则主要可能出现骨转移,因此不能大意(卷首图12)。

前列腺癌的治疗方法一般有"手术疗法""放射线疗法"和

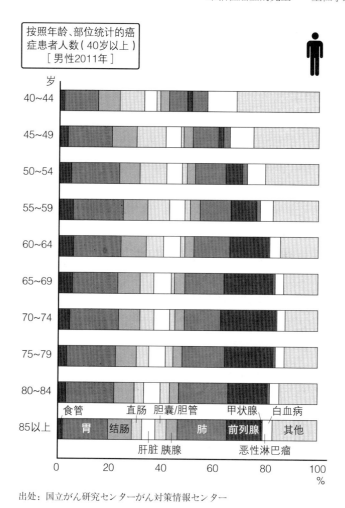

图26 按照年龄、部位统计的癌症患者人数(40岁以上)

"激素(内分泌)疗法",这些方法可以单独进行,也可以联合进行。如果是高龄患者,也可以采取"PSA监测疗法(观察等待疗法)"来观察监测病情进展情况。手术方面,以前的主流方法是进行前列腺根治切除术以摘除前列腺及邻接的精囊。最近,美国开发的内窥镜手术机器人("达芬奇")因对身体伤害较小而逐渐在世界范围内普及,日本也于 2012 年 4 月将其纳入健康保险对象范围内。

手术疗法的副作用包括尿失禁、性功能(勃起、射精)障碍。但是根据肿瘤进展情况不同,也有可能保留与勃起相关的神经。

另一方面,放射线疗法的副作用主要是直肠、膀胱或尿道方面的问题。怎样减轻这些副作用是传统放疗的最大难题,也是重粒子线被寄予期待的原因所在。

前列腺癌的一个特征是进展一般比较缓慢、细胞分裂并非十分活跃。前文中曾经提到过,传统放射线对于这样的肿瘤是难以奏效的。最近,随着调强放射治疗(IMRT)等技术进步,传统放射线也可以实现安全的大剂量照射了。但是与之相比,重粒子线不仅可以实现安全的大剂量照射,在副作用和治疗效果方面还更具有优越性。这是为什么呢?

能减轻副作用的治疗方法已被发明

请看图 27,这张图显示的是前列腺的位置,在前列腺上方靠前的地方是膀胱,后方有直肠,可见前列腺周围有不少重要器

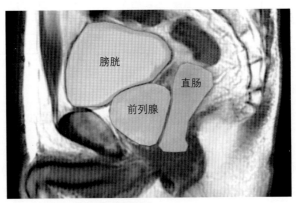

出处:医用原子力技術研究振興財団

图 27　前列腺周围环绕着重要器官

官。为了避免放射线照射的副作用,必须采取一些方法以避免对这些周边器官造成伤害。重粒子线可以实现这一点,这是因为重粒子线剂量聚集性较高,因此可以将这种伤害控制到最小程度(卷首图 3、卷首图 4)。重粒子线治疗另一个优势前面也提到过,就是对于像前列腺癌这样的细胞分裂不是很活跃的癌细胞,重粒子线也能奏效。此外再附加一点,重粒子线还能在短期内完成治疗。

治疗时有两个重要的关键点:

(1)为了将副作用控制在最小程度,必须制定能够充分发挥重粒子线高聚集性特点的治疗计划,并且准确执行。

(2)为了降低复发风险,需要用适当且充分的剂量对癌细胞给予精准照射。此外,还需要根据肿瘤的进展程度联合使用"内分泌治疗",以降低骨转移等复发风险。

重粒子线对高危前列腺癌患者也有效

在前列腺癌的治疗上,一般会根据预后判断指标划分其危险性分类并采用不同的治疗方法。前列腺癌的危险性是通过 PSA 值、Gleason 评分和临床分期(主要是原发肿瘤的进展程度)这三个因素的不同组合,分为低危、中危、高危三类。

图 28 分别列出了低危、中危、高危前列腺癌的治疗方案。

前列腺癌按照危险性不同而采用不同的治疗方法:低危患者采用重粒子线单独治疗;中危患者采用重粒子线联合短期(6 个月)内分泌治疗的疗法;高危患者则采用重粒子线联合长期(2 年以上)内分泌治疗的疗法。其中,重粒子线对于高危患者似乎更为有效,这一点稍后详述。

前列腺癌的重粒子线治疗最开始的时候使用的是 5 周 20 次照射,后来改为 4 周 16 次照射,现在已被缩短到了"3 周 12 次照射"。传统放疗的疗程通常是 8 周左右,而重粒子线治疗的疗程还不到传统放疗的二分之一。同时,疗程的缩短相应地带病理学上已经确诊的、没有转移的前列腺癌。但是复发除外。

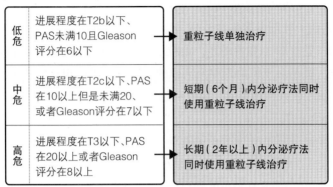

低危	进展程度在T2b以下、PAS未满10且Gleason评分在6以下	→	重粒子线单独治疗
中危	进展程度在T2c以下、PAS在10以上但是未满20、或者Gleason评分在7以下	→	短期（6个月）内分泌疗法同时使用重粒子线治疗
高危	进展程度在T3以下、PAS在20以上或者Gleason评分在8以上	→	长期（2年以上）内分泌疗法同时使用重粒子线治疗

图 28　分类标准以及不同风险分类的不同治疗方法

来了副作用减轻的好处。此外，放医研医院还开发出了第 3 章中提到过的"笔形束扫描法"，现在所有的前列腺癌患者都使用这种剂量聚集性更高的笔形束扫描法在进行治疗。

　　放医研医院每年治疗的前列腺癌患者超过 200 人，总人数已经超过 2 500 人。

　　放医研医院前列腺癌治疗的一大特点是，患者中的近半数都是高危患者，这意味着很多患者都是无法手术、或是预后不良的"低分化癌"患者。由此可知，重粒子线治疗对于高危患者来说"值得信赖"。事实上，比较一下副作用和生存率数据，重粒子线治疗的有效性就可以一目了然。

　　由于前列腺被直肠和膀胱包围，中心部分还有尿道，因此，作为放疗后的副作用可能会出现大便带血或者血尿等症状。如果是一时性的、无需特殊治疗的程度的话，则被称为 2 级迟发性不良反应。

　　重粒子线治疗的 2 级以上迟发性不良反应的发生率，直肠在 1% 以下，膀胱 / 尿道约为 3%~4%，与其他疗法相比这个比率是非常低的(图 29)。如果肿瘤已经侵及前列腺以外的部分,即高危患者,则复发和转移的风险也会更高。

请看图 30,重粒子线治疗的高危前列腺癌患者达到了和低

治疗方法	报告方	总剂量/次数	患者数 (总数)	迟发性不良反应 (2 级以上)	
				直肠	尿道/膀胱
三维适形放疗	美国 (RTOG)	68~79Gy/38~41 次	394	7%~26%	18%~29%
调强放射治疗 (IMRT)	2 设施	60~70Gy/20~28 次	862	4%~6%	5%~10%
立体定向放射治疗	1 设施	36.2Gy/5 次	41	15%	29%
质子线治疗	3 设施	74~82Gy/37~41 次	1 137	2%~25%	4%~25%
重粒子线治疗	放医研、群马大学	57.6Gy(RBE)/16 次	1 566	1% 以下	3%~4%

图 29　前列腺癌放射线治疗后的 2 级以上迟发性不良反应

和美国放射线治疗研究组的临床试验数据相比较的结果

		低危		中危		高危	
	剂量分布	病例	5年率/ 10年率	病例	5年率/ 10年率	病例	5年率/ 10年率
X线治疗 (三维适形放疗:美国放射线治疗研究组)	68.4Gy/38f	55	68%/36%	37	70%/28%	16	42%/28%
	73.8Gy/41f	91	73%/43%	75	62%/33%	134	62%/36%
	79.2Gy/44f	85	67%/59%	54	70%/51%	28	68%/35%
	74.0Gy/37f	92	84%/57%	109	74%/50%	55	54%/35%
	78.0Gy/39f	80	80%/63%	109	69%/50%	31	67%/54%
重粒子线治疗 (放医研)	66GyE/20f 63GyE/20f 57.6GyE/16f	184	91%/74%	485	91%/73%	661	88%/64%

图 30　按危险性分组的无复发生存率

危、中危患者基本相同的生存率,且与其他疗法相比效果更好,这样的疗法可以说是独一无二的。

近来,有越来越多的专业医师认识到重粒子线对前列腺癌治疗的有效性。经过他们的介绍,希望接受重粒子线治疗的患者也在不断增加,这表明前列腺癌的重粒子线治疗获得了专业医师的高度认可。

◎ 骨与软组织肿瘤——无法切除的骨与软组织肿瘤使用重粒子线治疗已被纳入日本国民保险支付范围

体内任何地方都可能发生的肿瘤

前文已经介绍过,从覆盖身体表面的皮肤或内脏的黏膜上皮中发生的恶性肿瘤被称为"上皮性恶性肿瘤",前列腺癌、胃癌、肺癌、肝癌等都属于此类。在其他部位上长出来的是"非上皮性恶性肿瘤",属于该类的有"骨与软组织肿瘤(肉瘤)"。"骨与软组织肿瘤"可以进一步大体分为发生在骨头上的"骨肿瘤"以及发生在肌肉、脂肪等软组织部分的"软组织肿瘤"。

"骨与软组织肿瘤"的特征之一是可能发生在身体任何部位,这个特征也是这种癌症的可怕之处。这种肿瘤受生活习惯的影响较少,年轻人也可能发病。可能有些上了年纪的人依然记得 1963 年出版的《凝视爱与死》这本书,里面讲的就是一个患了软骨肉瘤的女大学生和恋人之间的纯爱故事。这个故事被改编成广播版、电视版和电影版,无数日本人为之流泪。特别是尽管女大学生由于手术而失去了半边脸,两个人仍互相深爱对方,这一部分尤为感人。遗憾的是,那个年代还没有重粒子线治疗。

与上皮性恶性肿瘤相比,骨与软组织肿瘤的发病率相对较低,日本每年的恶性骨肿瘤患者约有 500 人,恶性软组织肿瘤患者约有 2 000 人。放医研医院接收的骨与软组织肿瘤患者年龄分布如图 31 所示。从趋势性来看,一方面,难以手术的高龄男性患者较多,与此同时年轻患者也不占少数。年轻患者中基本不存在男女性别上的人数差异。

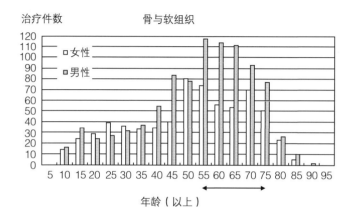

图 31　重粒子线治疗:骨与软组织肿瘤病例　按年龄分布统计

即使是无法手术切除的肿瘤,重粒子线也有较好疗效

目前为止在骨与软组织肿瘤的治疗上,主要采用以手术切除为中心并联合化疗(抗癌药物)的疗法,已取得了较好的治疗成果。特别是四肢上的骨肉瘤,随着化学疗法的进步,生存率大幅改善,加上手术技术和人工关节的进步,现在保留四肢的情况也逐渐增多。遗憾的是,从现状上来看,以根治为目标的疗法中,传统 X 线放疗一直没有什么可以作为的机会。

如上所述,骨与软组织肿瘤的治疗中第一选择是“切除手术”,《凝视爱与死》中的女大学生也是接受了切除手术,所以失去了半边脸。问题是,不是所有的骨与软组织肿瘤都可以通过手术切除。受肿瘤大小、发生部位等因素影响,会有无法手术的情况。

特别是,肿瘤发生部位是手术切除时的一大难题。如果肿瘤是长在四肢上的,则大部分情况下是可以手术的;但是如果肿瘤是长在脊椎或骨盆等躯干中心位置的话,很多情况下根本无法手术。即使能够手术,患者如果出现无法行走或失去排尿功能等情况,那么患者治疗完成后的生存质量也会显著下降。生命非常宝贵,这毫无疑问,但是维持一定的生存质量对于患者来说也同样是非常重要的。

曾经有一位女性患者,患上了百万分之一发病率的头颈部骨肉瘤,最初被告知要切掉几乎整个左半边脸。该患者有缘接受了放医研医院的重粒子线治疗,后来成功回归社会(请参考第五章)。如果该患者真的失去了半边脸,即使能够保命,之后的人生道路也必定会非常艰难。幸运的是,这位女性患者不仅保住了半边脸,还回归了社会,现在也是患者团体的代表,每天都精力充沛地进行各种活动。

如果是难以手术的骨与软组织肿瘤,以往治疗中一般只能采取化疗和X线外部放疗或短距离放疗(内部放疗,将放射性物质直接植入或刺入组织内部的疗法)相结合的方法。然而,抗癌药能够有效的肉瘤非常有限,X线放疗的效果也不理想。因此,以往的骨与软组织肿瘤患者如果难以手术,则预后是极差的。

在这方面,重粒子线由于具有比X线更高的"细胞杀灭效应"和"剂量聚集性",可以对肿瘤进行精准且安全的照射,目前在骨与软组织肿瘤的治疗上正在发挥着越来越大的作用(卷首图2)。

已被纳入日本公共医疗保险支付范围

无法手术的骨与软组织肿瘤使用重粒子线治疗,从1996年开始进行临床试验以确认其安全性和有效性,2003年被日本厚生劳动省认定为先进医疗,又于2016年4月起被纳入国民健康保险支付范围内。这对于我们这些从事重粒子线治疗研究的人来说,真是莫大的喜讯!不仅仅是因为这意味着重粒子线终于被认可为"正常医疗",更是因为这可以让患者的医疗费负担大大减轻,所以笔者从心里感到高兴。

至 2016 年 2 月为止,放医研医院共有约 1 万名患者接受了重粒子线治疗。其中骨与软组织肿瘤的患者约有 1 000 人(占整体的 11%)。我们可以很自豪地说,正是因为重粒子线在骨与软组织肿瘤治疗上的有效性得到大家的认可,才实现了重粒子线治疗的突破。

骶骨脊索瘤治疗成果显著

骨与软组织肿瘤的患者中,我们收治最多的是"骶骨脊索瘤"的患者(卷首图 13)。骶骨具有支撑脊椎骨、将腰椎上的体重分散到左右两腿以保持均衡的功能,还有将步行或跑步时产生的地面反作用力通过股关节分散传递给骨盆的、类似于合页的功能(图 32)。

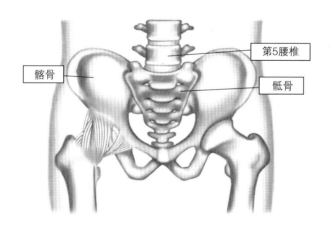

第5腰椎

髂骨

骶骨

图 32　骶骨连接骨盆和髂骨

脊索瘤,可能大家很少听说,这是一种起源于胚胎期残留的脊索组织的肿瘤。从颅骨到脊椎上的所有部位都可能发生脊索瘤。具体来看的话,有报告声称约有50%的脊索瘤发生在骶骨部,35%发生在颅底,其他约15%发生在脊椎,发病率约为200万分之一,是一种比较罕见的恶性肿瘤。由于脊索瘤进展缓慢、病情呈慢性化,发现的时候往往已经比较晚了,患者去医院看病的时候有不少已经长成了巨型肿瘤,是一种很棘手的肿瘤。

骶骨上有控制下肢运动和排尿功能的神经,如果把这些神经连同肿瘤一起切除了,可能会导致步行困难、排便/排尿障碍等。除此以外,这种肿瘤的高龄患者较多,而手术切除对身体负担过重,高龄患者很难耐受。这也是重粒子线治疗更适合于这种肿瘤的理由之一。

到目前为止,放医研医院共治疗了约200例"骶骨脊索瘤"患者。从结果上来看也取得了良好成效,5年局部控制率88%、5年生存率86%、10年生存率74%,这个数字比"手术"或者"手术＋质子线"的治疗效果都要更好。从治疗结束后的身体器官功能保留情况上看,通过对30位患者5年以上的跟踪观察确定,没有出现由于副作用而需要做人工肛门的情况,90%的患者保留了步行功能,50%以上的患者无需使用拐杖。由此可见,重粒子线不仅可以治好病变部位,在提高患者生存质量方面也能充分发挥其本领。

"骨肉瘤"是骨癌中发生数量最多的肿瘤,多发于年轻人的四肢部位,主要是通过手术和抗癌药相结合的方法来治疗。但是,有个别病例是难以手术的骨盆或脊椎上的骨肉瘤,这种情况则比较适合使用重粒子线。目前我们共治疗了约100例骨肉瘤患者,5年生存率达到35%。可能大家看到这个数据会觉得也不过如此,但是要知道,骨肉瘤患者如果无法手术,通常的5年生存率只有10%,所以说重粒子线的这个成绩已经可以说是非常不错的了。

重粒子线治疗还被应用于肌肉或脂肪组织、血管上发生的

"恶性软组织肉瘤"的治疗。其中，腹膜后区域发生的"恶性软组织肉瘤"如果无法用手术全部摘除，也适用于重粒子线治疗。腹膜后是指腹膜的外侧部分，即，腹腔的背侧、腹膜和后背的骨头以及肌肉之间的区域，这个区域里有肾脏、胰腺、脾脏、尿管、腹主动脉、下腔静脉等。由于前方有消化道，这个部位的肿瘤在不少情况下难以照射。即便如此，重粒子线治疗的成果也非常好，今后还将被寄予更大的期待。

◎ 头颈部肿瘤——目标在于保留头颜面外貌和器官功能

所谓"头颈部"，如图33所示，是指从脸部到锁骨的部位。因为这个区域有眼、鼻、咽喉、口腔等众多直接和我们日常生活息息相关的部位，因此保留身体外观和器官功能对于头颈部肿瘤的患者来说是非常重要的课题。

头颈部肿瘤占所有肿瘤的5%，属于相对较少的疾病。患病率是男性每10万人中有15人、女性每10万人中有4人。笔者始终认为这个统计数字对于患者本人来说没有什么意义，因为即使统计数据只有5%，可是对于患者本人来说与100%没有区别。就算真的得上了这种统计数据上非常稀少的病，患者也不能一味哀叹"自己太不幸了"而放弃治疗。

背景资料就不再多说了。

按照顺序来看的话，头颈部肿瘤发生最多的部位依次是咽喉部（上、中、下）、口腔和喉。鳞状细胞癌约占整体的90%。在这种肿瘤的治疗上，如果无法手术，则会采取以保留器官功能为目标的放疗（X线）和化疗（抗癌药）相结合的疗法，目前为止治疗成果还是很不错的。但是，对于鳞状细胞癌以外的腺癌、腺样囊性癌、黑色素瘤等，常规放化疗相结合的疗法则效果不佳，如

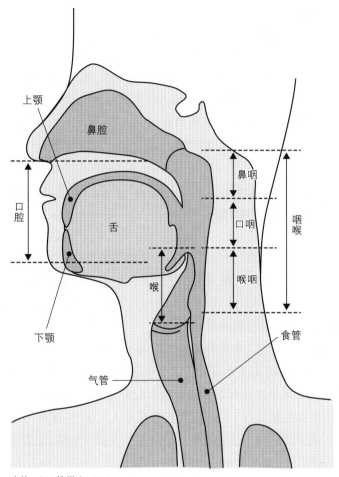

出处：がん情報サービス

图 33　头颈部区域

果无法手术则治疗会非常困难。在这些难治性疾病上取得突破
的正是重粒子线治疗。

重粒子线 5 年生存率超越手术和 X 线疗法

　　放医研医院从 1994 年 6 月起开始进行重粒子线临床治疗，

一开始着手治疗的正是头颈部肿瘤。现在的治疗对象主要是 X 线难以奏效的腺癌、腺样囊性癌、恶性黑色素瘤等。当然,2016 年起被纳入保险支付范围的骨与软组织肿瘤中,头颈部原发的肉瘤也是非常适合重粒子线治疗的对象。

卷首图 14 显示的是病例人数较多的"黏膜恶性黑色素瘤"的治疗前后状态对比。

恶性黑色素瘤是从产生黑色素的细胞中长出来的肿瘤,这种肿瘤可能出现在身体任何部位,最多的是出现在皮肤表面。

恶性黑色素瘤中,有极少一部分情况是在头颈部区域长出来的"黏膜性恶性黑色素瘤",这是非常合适使用重粒子线治疗的对象。这种类型的肿瘤一般难以使用传统 X 线放疗或单独使用药物化疗进行治疗,因此以往一直是以手术切除作为首选治疗方法。但是,手术切除最大的难点是器官功能的丧失以及外貌美观上的问题,确保足够的安全范围的术后再建是非常困难的。

正因如此,后来逐渐开始使用手术和放疗、或手术和化疗并用的联合疗法,但是这种联合疗法的 5 年生存率也只有 30% 左右,效果不是很好。相比之下,重粒子线放疗联合药物化疗的局部控制率达到了 80% 以上,5 年生存率达到 54%,效果十分良好。

恶性黑色素瘤中,有一种发生在眼睛葡萄膜内的"葡萄膜恶性黑色素瘤",这种黑色素瘤是由于葡萄膜内存在较多的黑色素细胞癌变而形成的。在日本,这种恶性肿瘤的年发病率为 1 000 万分之 2.5,较为罕见,但是据说白人患此病的人数是日本的 17 倍之多。白人患者主要使用质子线治疗,在日本这种肿瘤的患者在放医研医院接受重粒子线治疗的人数最多,局部控制率在 90% 以上,5 年生存率 82%,眼球保留率达到 91%,治疗效果非常好。

"腺样囊性癌"是从分泌腺上皮组织中长出来的恶性肿瘤,好发于头颈部,如腮腺、颌下腺和舌下腺等大唾液腺以及主要分布于口腔内和咽喉处的小唾液腺中。40~60 岁的患者较多,女性发病率似乎略高于男性。这种肿瘤的特点在于,虽然生长速度比较缓慢,但是对周围组织的浸润倾向较强,且有远处转移的可能。放医研医院目前为止有超过 200 例腺样囊性癌患者,尽管其中多数是无法手术的重症患者,但是所有患者的 5 年局部控制率和 5 年生存率仍然均达到了 70% 以上,成绩可嘉。

头颈部肿瘤中还有其他一些病例数量较少的肿瘤,如腺癌、表皮样癌、肉瘤等,这些肿瘤的重粒子线治疗成果也同样不负期待。

"颅底肿瘤"指的是容纳脑组织的头盖骨的底部发生的肿瘤,组织学上有脊索瘤、软骨肉瘤、脑膜瘤、神经鞘瘤等(卷首图 11)。这种肿瘤的特点在于,由于周围有脑干和重要血管等,多数情况下手术无法摘除干净,且 X 线也难以奏效。

放医研医院目前为止使用重粒子线治疗了 100 多例颅底肿瘤的患者,其中病例人数最多的是"颅底脊索瘤"。这个肿瘤和前面已经提过的骶骨脊索瘤具有同样的性质。据日本脑肿瘤全国性调查显示,颅底脊索瘤只占全部脑肿瘤的 0.5%,是一种较为罕见的疾病,且未见男女性别差异,可发生于成年人的所有年龄层。据欧美报告显示,颅底脊索瘤的发病率为 1/(200 万人·年),好发年龄为 50~60 岁、男性较多。目前为止我们用重粒子线治疗了约 50 例颅底脊索瘤患者(包括颈椎上部原发的病例),局部控制率的数据非常出色,5 年局部控制率 81%,10 年局部控制率也达到了 72%,由此明确了重粒子线治疗可以实现对颅底脊索瘤的长期控制。

◎ 肺癌——早期肺癌单次照射即可完成治疗

非小细胞肺癌是重粒子线的治疗对象

在进入正题之前,先看一下肺癌的组织学分型(图 34)。这

组织学分类	组织学类型	比例	特征	重粒子线治疗
非小细胞肺癌	腺癌	50%	● 女性较多 ● 症状不明显 ● 周围型较多	适合
	鳞状细胞癌	30%	● 男性较多 ● 和吸烟有关系 ● 中心型较多	
	大细胞癌	5%	● 增殖较快 ● 周围型较多	
小细胞肺癌	小细胞癌	15%	● 和吸烟有较大关系 ● 容易转移 ● 中心型较多	不适合

图34　肺癌的组织学类型分布及特征

是因为,按照组织学类型的不同,有些肺癌不是重粒子线的治疗对象。这一点不只是肺部、其他部位的恶性肿瘤也有同样的情况。肺癌可以分为小细胞肺癌和非小细胞肺癌两大类,能够成为重粒子线治疗对象的是非小细胞肺癌。

小细胞肺癌约占肺癌总数的15%,其特点是增殖速度快、易转移、恶性程度高。主要治疗方法是全身化疗和放疗(X线)。小细胞肺癌往往很快就会转移到脑、淋巴结、肝脏、骨头等部位,好在化疗对小细胞肺癌的疗效较好。

非小细胞肺癌是除小细胞肺癌以外的其他肺癌的总称,约占肺癌总数的85%。非小细胞肺癌又进一步分为腺癌、鳞状细胞癌、大细胞癌等组织学类型。目前,这种非小细胞肺癌是重粒子线的治疗对象。

重粒子线为因各种理由而无法手术的患者带来希望

先说明一些基础常识性的知识。肺是占据人体大半个胸腔的大型内脏,左右各有一个。肺通过呼吸将氧气吸入体内,再将二氧化碳排出体外,承担着"生存活动"的基础功能。

由于肺这种器官的活动非常活跃,也导致肺部出现癌细胞概率相对更高。肺癌在男性中排在仅次于"胃"和"前列腺"的第三位,在女性中排在"乳房""大肠"和"胃"之后的第四位。但是如果从死亡人数上来看,肺癌在男性中占第一位(5.250 5万人)、在女性中占第二位(2.089 1万人),明显占据上位(参考图24、图25)。明明患病率只排在第三、四位,死亡率却排在上位。这表明,肺癌在被发现的时候往往已经到了进展期,导致死亡的可能性较高,是一种很可怕的癌症。这也是医疗界再三呼吁一定要对肺癌进行早期诊断的原因所在。

发病年龄上,60岁以上患者占据压倒性多数。吸烟肯定是原因之一,除此以外,最近值得关注的一个动向是,与吸烟影响关系较少的腺癌患者在不断增加。非吸烟者、特别是女性肺癌患者数量在增加,其原因就是腺癌患者正在增多。

和其他很多恶性肿瘤一样,肺癌的治疗方法也有"手术""药物"和"放射线"这三种,具体治疗方法会根据进展程度、组织学类型和患者身体状态等不同而不同。选择什么样的治疗方案,对于医师来说是非常重要的课题。但是如果是早期肺癌,在可以手术的情况下,通过手术切除肿瘤应该被作为第一选项来考虑。

有些患者因患有肺气肿等慢性阻塞性肺疾病而无法做手术,肺癌患者中还有不少高龄患者由于体力原因而被医师判断为无法耐受手术。在这方面,重粒子线治疗由于对患者身体造成的负担较轻、且肺部出现副作用的风险较小等优势,受到越来越多的关注。

治疗只需1天,单次即可完成

按照发生部位的不同,肺癌可以分为位于肺部入口附近粗支气管周围的"中心型肺癌"和位于肺部深处的"周围型肺癌"。

从肿瘤分期上看,在日本,随着体检的普及和诊断技术的进步,Ⅰ期肺癌占到了整体的近半数。Ⅰ期肺癌的比率在美国也不过才 40% 左右,可见日本的诊断技术之发达。

放医研医院从 2003 年 4 月起,一直在针对这种Ⅰ期肺癌中的周围型肺癌进行缩短疗程的研究。最初进行的是 6 周 18 次分割照射,后来在安全性和有效性得到确认的基础上逐渐缩短成 3 周 9 次、1 周 4 次分割照射,最后终于找到了 1 日 1 次即可完成的照射方法(卷首图 15)。提高单次照射剂量,一方面增强了对肿瘤的杀伤效果,另一方面也有可能会使副作用相应增加,因此需要格外慎重。好在试验证明即使大幅缩短疗程,肿瘤周围的正常组织也几乎未出现临床意义上的较大副作用,最重要的肿瘤局部控制也非常好。如今,50 戈瑞等效剂量(戈瑞等效剂量,即,gray equivalent/GyE,译者注)的 1 日单次照射法已被认可为先进医疗并正在用于治疗。

顺便提一句,患者接受重粒子线治疗的理由中,有七成以上是因为"外科医师判断为无法手术",其他的则是"患者拒绝手术"的情况。

为了保留呼吸功能而采用重粒子线治疗

肺癌治疗中的一项重要内容是"保留呼吸功能"。重粒子线治疗可以对位于体内深处的肿瘤(目标)采用最合适的剂量进行精准照射,从而实现保留呼吸功能(将损失降至最低)的目标。

来看 151 例周围型Ⅰ期肺癌患者的治疗数据:5 年局部控制率(治疗部位未再复发或再进展的比率)为 80%、5 年总生存率(死因统计中不只包括肺癌,还包括心脏病、肺炎等其他原因)为56.3%、5 年肿瘤特异性生存率(死因中只统计因肺癌而死亡的情况)为 72%,而且没有患者出现因副作用而需要治疗的情况。

单看这个数字,可能有人会觉得"这个数字也没有多高啊",但是如果对比一下其他疗法和我们进行的治疗,就会明白这其实已经是非常好的结果了。这个数字中实际上包含了从低剂量到高剂量的所有患者。目前我们已经确认最合适的剂量是单次50戈瑞等效剂量,如果单看使用这个剂量进行治疗的31例患者,则其局部控制率高达90%以上。

◎ 胰腺癌——传统放射线束手无策的难敌,重粒子线对其迎面挑战

胰腺可能是最适合于重粒子线治疗的部位

胰腺癌被认为是"癌中之癌",我们经常会听说"(胰腺癌)一旦发现往往已经是晚期了,非常可怕"。胰腺癌的治疗原则是手术切除,但是手术病例中,哪怕只是 I 期,其5年生存率也只有41%左右,如果是Ⅳ期的话则仅有1.4%(图35)。胰腺癌中的"局部晚期胰腺癌"虽然没有远处转移,但是由于侵犯到血管等部位而无法手术,一般会采用放化疗联合疗法,但是其2年生存率只有20%~30%,效果不是很好。而正是在这种局部晚期的恶性肿瘤治疗上,重粒子线的有效性被寄予厚望。

临床分期	病例数量(人)	5年相对生存率(%)
I	206	41.3
II	626	17.8
III	654	6.4
IV	1 626	1.4
病例合计	3 250	9.0

出处:全国がん(成人病)センター協議会の生存率共同調査 KapWeb(2016年2月统计)

图35 胰腺癌按临床分期统计生存率

据日本全国癌症(成人病)中心协会统计的2016年公开数据表明,3 250例胰腺癌患者中,有半数患者是到了Ⅳ期才接受

治疗,该统计显示"由于胰腺癌中多数患者是到了晚期才接受治疗,此时的治愈可能性已经非常低了"。这个数据也印证了开头提到的人们对胰腺癌的印象——"一旦发现往往已经是晚期了,非常可怕"。

胰腺是位于胃的后方呈左右横向走向、长约 14~17 厘米、宽约 3~5 厘米、重约 80 克的器官。主要由分泌消化液(胰液)的外分泌腺组织,以及分泌胰岛素等 3 种荷尔蒙的内分泌腺组织构成。胰腺上发生的恶性肿瘤中有 90% 以上是从胰管细胞中长出来的腺癌。胰管在胰腺中呈网状构造,主要作用是将胰液输送并集中到主胰管,然后流入十二指肠的乳头部。

这个胰管中长出来的恶性肿瘤,为什么这么难以发现呢?

首先是因为胰腺无法像胃和大肠那样通过内窥镜来直接观察,也不像肝脏那样容易通过超声波进行观察。此外,胰腺癌的一大特征就是本人感觉不到典型的自觉症状,等到背部腹部出现疼痛,或眼睛皮肤出现黄疸等自觉症状时,多数情况下已经进展到相当程度了。因此,等到患者发现自己患病的时候,往往已经发展到有其他器官转移、周围血管和器官侵犯、难以手术的程度了。

图 36 显示的是根据胰腺癌的临床分期所采取的疗法。讲到这里,重粒子线治疗终于可以闪亮登场了(卷首图 16)。

胰腺肿瘤中呈现 X 线抗性的细胞较多

据 2014 年的数据(国立癌症研究中心癌症对策信息中心)显示,胰腺癌死亡人数是 3.28 万人,仅次于肺癌、大肠癌、胃癌而排名第四,无论是哪种临床分期,胰腺癌的生存率整体都比较低,在消化器官肿瘤中是最难对付的一种。

无法手术的"局部晚期胰腺癌"通常使用抗癌药单独治疗或是放化疗联合治疗。问题是,有时肿瘤内乏氧癌细胞比例较高,这种情况下传统 X 线放疗是难以奏效的。而且,这种肿瘤被

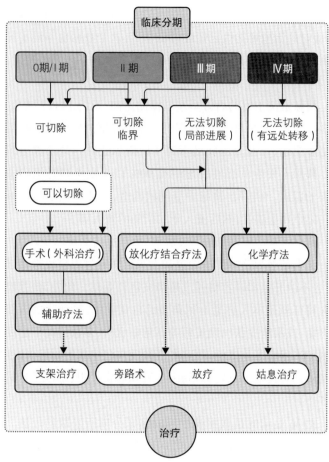

出处：日本胰脏学会 胰腺癌指导方针修订委员会编「膵癌診察ガイドライン 2016年版」（金源出版）有改编

图 36 胰腺癌的临床分期和治疗方法

放射线感受性较高的消化管所包围,因此难以给予肿瘤足够剂量的照射。此外,胰腺癌很容易沿着胰腺后面的腹腔神经丛向周围组织浸润,这也是难题之一。

能够解决这些问题的正是具有"优越的剂量分布"和"高细

胞杀灭效应"的重粒子线治疗。

重粒子线治疗可以大大减少对于放射线感受性较强的十二指肠等正常组织的照射剂量,而将高剂量集中于肿瘤部位。且重粒子线具有更高的生物学效应,可以对 X 线难以奏效的乏氧细胞以及处于 DNA 合成期的细胞同样能够发挥较高的杀灭效果。也就是说,无论细胞是否对 X 线具有抗拒性,重粒子线的治疗效果都不受影响。

具有如此多优越特性的重粒子线,对于胰腺癌来说,几乎可以说是"理想的"治疗方法了。

术前重粒子线照射也有较好效果

尽管 Ⅱ 期胰腺癌的肿瘤仍然停留在胰腺内,但是 Ⅱ 期胰腺癌的术后 5 年生存率仍然低于 20%,其原因一是肝转移的比率较高,二是局部复发的比率也较高。术后复发的情况中,半数以上是因为手术没有摘除干净的微小癌细胞复发的病例。可能有人会说"为了图个安全,把切除的范围扩大一些不就好了么",实际上不是那么简单的。胰腺的大范围切除对于患者来说身体负担非常重,可能出现消化道吸收障碍等严重影响患者生存质量的问题。

那么,这种情况该怎么办呢?

在我们这里,对于可以手术的胰腺癌患者(主要是 Ⅱ 期病例),如果觉得手术无法切除干净,我们将使用重粒子线术前照射作为"肿瘤残余对策"。即,使用重粒子线对胰腺后方的腹腔神经丛进行细致的照射。其结果是,Ⅱ 期胰腺癌患者的5 年生存率提高到 52%。与以往的手术和抗癌药联合疗法下的 12%~32% 的 5 年生存率相比,这个数字明显已经提高了不少。

胰腺癌治疗中的一个难点是,治疗前已有潜在性的远处转移(肝脏、胃、骨头、淋巴结等)的病例比较多。因此,对于可以手术的胰腺癌患者,我们从 2012 年起开始进行重粒子线术前照射和抗癌药吉西他滨(GEM)联合治疗的临床试验,期待这种方法可以进一步提高可以手术的胰腺癌的治疗效果。

重粒子线联合化疗的疗效显著提高

如前所述,有不少胰腺癌患者在发现时已经进展到相当程度而无法手术了。事实上或许应该说,无法手术的患者占多数。

对于无法手术的"局部晚期胰腺癌",以往一般会选择 X 线和抗癌药并用的放化疗联合疗法。但是这种疗法的 2 年生存率只有 20%~30%,并不是很理想。

为此,我们对"局部晚期胰腺癌"先后进行了重粒子线单独治疗,以及重粒子线和抗癌药(吉西他滨)联合治疗等尝试。为了获得重粒子线和抗癌药的最佳剂量,我们在剂量递增试验阶段尝试了重粒子线 43.2~55.2 戈瑞等效剂量分 3 周 12 次照射、联合使用吉西他滨(gemcitabine,GEM)400~1 000 毫克每平方米。这种方法也被认可为先进医疗,正在使用当中,目前为止使用这种方法进行了 70 多例"局部晚期胰腺癌"的治疗,其 2 年生存率达到 40%~50%,疗效显著提高。现在,我们正在使用重粒子线 55.2 戈瑞等效剂量 +GEM 1 000 毫克每平方米的方法进行治疗,尽管结果还在分析当中,但是 2 年生存率达到 50% 以上应该是没有问题的。

◎ 肝细胞癌——重粒子线可对肿瘤实现控制和保留肝功能

再生能力强大的重要器官却容易患癌

肝癌主要可以分为"原发性肝癌"和"转移性肝癌"。原发性肝癌可以进一步分为肝细胞中发生的"肝细胞癌"以及胆汁流入十二指肠所经的胆管中发生的"胆管细胞癌"等。在日本

的原发性肝癌中,肝细胞癌约占 90%,一般提到"肝癌"基本指
的都是"肝细胞癌"。

肝细胞癌和肝炎病毒有很深的关系,90% 的肝细胞癌是由
于丙型或乙型肝炎病毒感染、经过慢性肝炎和肝硬化阶段后所
形成的。

从部位统计数字来看,男性肝癌患者有 3.07 万人(第 5 位),
女性有 1.66 万人(第 7 位)(2015 年推断统计,日本国立癌症研
究中心)。

成人肝脏约有 800~1 200 克,是人体内最大的器官。肝脏将
营养成分分解、代谢成其他物质以支持生命活动,是非常重要的
器官(图 37)。肝脏在正常工作时,切实承担着 500 多项生理功能,
为此,肝脏甚至还获得了一个"人体化工厂"的别名。即使有一
点儿小毛病或是小炎症,肝脏也不会轻易"出声",所以肝脏也被
叫做"沉默的器官"。即使手术切掉 70%,6 个月后肝脏就可以
通过细胞增生恢复其体积和功能,所以说肝脏是一种再生能力
非常强大的器官。

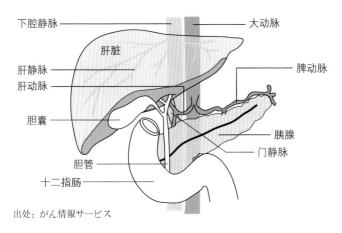

出处:がん情報サービス

图 37 肝脏及周边器官的构造

肝癌初期,患者几乎没有任何自觉症状。正因如此,等发现的时候往往已经进展到一定程度了,同时还有不少情况伴有肝功能低下。

作为肝细胞癌的治疗方法,手术是第一选项。然而,虽然手术在去除肿瘤方面是最为切实的方法,但是受肿瘤扩散范围和肝功能的限制,实际上能够手术的患者只有 3 成左右。

放射线治疗方面,自从 1960 年代全肝照射引起重度肝功能障碍的病例被报告以来,放疗几乎不再被用于肝癌的治疗。然而,随着各种影像诊断技术和照射方法的进步,以及肿瘤呼吸性移动问题解决方案的开发等,从 1980 年代后半期起,以筑波大学的质子线治疗试验为开端,日本开始重新重视肝癌的放射线疗法。

重粒子线治疗的局部控制率与生存率显示出良好成绩

重粒子线的肝细胞癌治疗,是从 1995 年起在放医研医院开始临床试验的。

最初是 15 次 /5 周照射,后来疗程逐渐缩短为 12 次 /3 周、4 次 /1 周等,现在的疗程是 2 次 /2 天,并且被认定为先进医疗,也正应用于实际治疗当中。

重粒子线的肝癌治疗中,需要植入 1~2 个小金属片以确认肿瘤位置,因为肝脏会随呼吸而产生位置移动,植入小金属片是为了进行精准照射而采用的手段。照射方法基本是从垂直和水平两个方向进行直角两束流照射。

截至 2014 年为止,接受重粒子线 2 次 /2 天照射法的肝细胞癌患者共有 160 人,几乎没有出现副作用的情况。在使用 45.0 戈瑞等效剂量(2 次分割)以上的高剂量治疗时,局部控制率达到 90%,效果非常好。由于肝细胞癌患者多伴有肝硬化,因此生存率要低于局部控制率。本节开头曾经说过,肝脏是再生能力非常强大的器官,虽然重粒子线照射的区域会萎缩,但是只要肝功能得以保留，未被照射的区域会逐渐代偿性肥大以弥补萎缩区域。但是，重粒子线治疗也有局限：如果病变部位离消化道太近，无论重粒子线的剂量聚集性有多好，消化道出问题的风险还是会变高，这种情况是不适合重粒子线治疗的。

在肿瘤直径超过 50 毫米、肝功能良好的肝细胞癌病例中，重粒子线治疗的生存率和肝切除手术治疗的效果基本相同。重粒子线和质子线治疗结果的比较数据如图 38 所示。在局部控制率和生存率上，二者之间并没有太大差异，但是从治疗时间上看，质子线治疗需要 10~20 次，与之相比重粒子线仅需 2 次就可以在极短时间内完成治疗。换句话说，同样的时间里，重粒子线可以治疗更多的患者。

设施	国立癌症中心东院	筑波大学	放射线医学综合研究所
患者数	单发 40	单发 31、多发 20	单发 70、多发 2
最大肿瘤直径（中间值）（范围）(mm)	45(25~82)	28(8~93)	33(13~95)
治疗	质子	质子	重粒子
剂量 / 次数	76GyE/20 次	66GyE/10 次	45.0,48.0GyE/2 次
局部控制	2 年 96%	3 年 94.5% 5 年 87.8%	3 年 89% 5 年 89%
生存率	3 年 66%	3 年 49.2% 5 年 38.7% 单发 3 年 57.3% 5 年 38.7%	3 年 77% 5 年 58%

图 38 肝细胞癌的粒子线治疗

卷首图 17 中的肝细胞癌患者是由于难以使用其他疗法、经介绍前来寻求重粒子线治疗的患者。该患者肿瘤较大，直径达 85 毫米，在接受了 48.0 戈瑞等效剂量 /2 次照射之后，该患者的肿瘤缩小并得到控制。

◎ 大肠癌——重粒子线对抑制术后盆腔复发具有良好效果

女性大肠癌患者正在激增

被称为"大肠"的部分其构造如图 39 所示,大肠癌按照发生

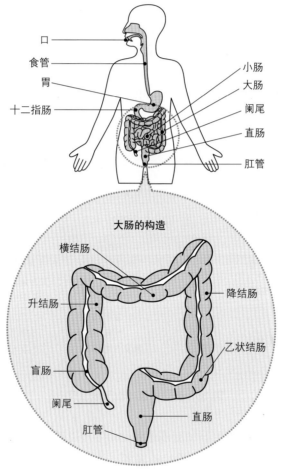

出处:「大腸がん これだけ知れば怖くない」(工藤进英著 实业之日本社出版)

图 39　消化道的构造

部位来看,直肠占4成、乙状结肠占2成、其他部位占4成。日本人较容易在乙状结肠和直肠部位发生恶性肿瘤。从组织学分型上看,大半多是黏膜上的肠上皮细胞中发生的腺癌。

据国立癌症研究中心癌症对策中心2015年预测,大肠癌患者男女共计13.58万人,排在所有癌症中的第1位。死亡人数上,男性中大肠癌排在第3位(5.53万人),女性中排在第1位(2.34万人)。人们往往倾向于关注女性的乳腺癌和子宫癌,实际上更需要对女性的大肠癌加以关注。

从年龄上看,大肠癌在40岁以上开始增多,女性在50多岁时、男性在60多岁时的患病风险达到最高点。因此,40岁以后最好定期进行大肠检查,因为大肠癌初期阶段几乎没有任何自觉症状,等到出现血便的时候已经进展到相当程度了,此时再想治愈就很困难了。

直肠癌术后复发的治疗

大肠癌的治疗中,有内镜下治疗、手术、化疗、放疗等方法。治理方法需要考虑肿瘤分期、全身状态、合并症等多个因素来决定。如果肿瘤的浸润范围尚停留在黏膜内、且没有淋巴结转移的可能性的话,在内窥镜下即可切除。其他情况则基本需要开刀手术,一般是切除肿瘤部分的肠管和淋巴结,如果已经扩散到了周围器官则连同这些器官一并切除。当然,如果肿瘤已经到了进展期则复发的可能性也会更高。

大肠癌复发时最多的情况是肝转移。如果是直肠癌,则第二多的可能性是局部盆腔复发,肺转移也比较多发(图40)。

直肠癌术后出现局部复发的比率约为9%。容易出现复发的情况是因为,直肠的原发肿瘤正好位于骨盆包围之内,手术往往无法大范围切除肿瘤的周边组织。

对于复发肿瘤一般采用外科手术作为首选方案。但是,如图41所示,实际的手术切除率非常低,只有10%~30%。这其实

	病例数	局部	肝脏	肺
结肠癌	3 092	2.4%	7.3%	2.8%
直肠癌	2 507	8.9%	7.4%	7.6%

直肠癌的局部复发率较高

出处：大肠癌Follow-up研究会

图 40　术后复发率和复发部位

	手术切除率	根治性切除病例的 5 年生存率
局部复发	10%~30%（很难手术切除）	30%~45%
肝转移	40%~50%	35%~45%
肺转移	20%~30%	40%~50%

出处：大肠癌Follow-up研究会

无法切除时，使用全身化疗的
5年生存率在5%以下

图 41　直肠癌术后复发按部位分类的手术切除率和生存率

是有原因的。有很多直肠癌术后复发患者需要进行摘除膀胱等骨盆器官的大手术，这样患者身体负担过大，器官失去的功能过多，并且还不能忽视感染等术后并发症的风险。由于患者要失去的东西实在太多，因此造成了手术切除率较低的情况。

正是由于以上情况的存在，在外科医师的强烈要求下，重粒子线凭借其优越的剂量分布和生物学效应，而被应用于直肠癌术后盆腔局部复发的治疗上。

被寄予厚望的重粒子线的治疗成果

请看卷首图18，这是直肠癌手术后盆腔复发的患者在治疗前后的 CT 和 PET 图像。在 CT 图像上可以看到，复发的肿瘤严重破坏了盆骨,PET 图像显示在同一位置有明显异常的放射性浓聚灶,经过重粒子线治疗后肿瘤完全消失了。

为探索最佳放射剂量而进行的剂量递增试验的结果表明,对 182 位患者使用最高剂量 73.6 戈瑞等效剂量进行重粒子线治疗后,这些患者的 5 年控制率达到 91%,5 年生存率达到 53.2%。

"生存率才 53%? 就是说还是有一半的人没得救?"可能有人会有这样的疑问,但是如果使用传统放射线治疗的话,其生存率仅有 23%;即使是手术,其生存率也不过 46%。这样比较来看,重粒子线的治疗结果还是非常不错的(图 42)。

方法	医院	患者数量	局部控制率	2 年	5 年
X 线治疗	6 家医院	各医院 22~76 例	28%~74%	27%~82%	3%~23%
手术	6 家医院	各医院 29~115 例	—	62%~86%	31%~46%
重粒子线	放医研医院	182	91%	91%	53%

图 42 直肠癌术后骨盆复发的治疗效果

看到这些数字,相信大家已经了解,在直肠癌术后复发的治疗上,重粒子线是可以被寄予厚望的。

复发肿瘤如果接近小肠或大肠,以往是不能使用重粒子线治疗的。现在,放医研医院为了应对这类情况,研发了将"垫片"插入肿瘤和相邻消化道之间的治疗方法。从治疗结果上看,5 年局部控制率为 89.8%,5 年生存率为 30.4%。以往无法使用重粒子线治疗的病例终于可以治疗了,这一点已经可以说是意义重大了。

大肠癌复发的病例中,转移到腹部淋巴结的情况也不少。对于这种情况,重粒子线治疗也同样有效。此外,如果是肝转移或是肺转移,单发性的情况下,目前只需要 1~4 次照射就可以在短期内完成治疗。

◎ 子宫癌——使放化疗联合疗法得以更加充实

宫颈癌和宫体癌应该被看作不同的疾病

据 2015 年的推断统计（国立癌症研究中心）显示，发生在子宫的癌症患者日本约有 3 万人（第 5 位），死亡人数约为 6 300 人（第 8 位）。

子宫的癌症可以大致分为"宫颈癌"（约 1 万人）和"宫体癌"（约 1.1 万人）。如图 43 所示，在子宫入口的宫颈部长出来的恶性肿瘤是"宫颈癌"（主要是鳞状细胞癌），而在养育胎儿的子宫体内部、子宫内膜中长出来的恶性肿瘤则是"宫体癌"（主要是腺癌）。

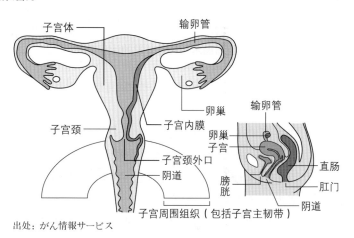

出处：がん情報サービス

图 43　子宫和周围器官

首先来看宫体癌，由于这种肿瘤往往靠近放射线感受性较强的消化道，原则上不适合于放射线治疗，医师往往会建议患者尽可能选择手术治疗。

另一方面,在宫颈癌的治疗上,如果肿瘤的组织学类型是鳞状细胞癌,通常使用传统放疗联合化疗的疗法。但是,同样是宫颈癌,如果是局部晚期的鳞状细胞癌或者是无法手术的腺癌,则既往疗法的疗效都不甚理想,这些情况更适合于使用重粒子线治疗。

宫颈癌和宫体癌在很多方面都不相同,应该将这两种疾病分开考虑。如果能够提前了解一些鳞状细胞癌和腺癌的区别,将会十分有助于患者对于治疗方法的判断选择。

重粒子线对局部晚期的肿瘤也有效

对宫颈癌进行放射线治疗时,标准方法是"外部照射"(从身体外部对肿瘤进行照射)和"腔内照射"(将放射线线源 Ir-192 直接放入阴道和子宫内部进行照射)相结合的疗法。

如果是宫颈部的鳞状细胞癌,使用"外部照射"+"腔内照射"结合化疗的疗法目前取得了较好的成效。但是,如果鳞癌体积较大、或是组织学类型属于腺癌的情况下,从目前的实际情况来看,还未能取得较好的治疗成果,而这些类型的宫颈癌则是较为适合重粒子线治疗的对象。

这类肿瘤适合于重粒子线治疗的具体条件包括:处于局部晚期、没有腹部淋巴结转移、无法手术、没有直肠浸润,等。如果传统放射线可以治疗,则医师会推荐患者选择使用传统放疗。

详细解说就不再展开,接下来介绍一下重粒子线的治疗成效。

基本治疗为每周 4 次、共 20 次照射

宫颈癌的重粒子线治疗中,首先会对包括子宫原发肿瘤病灶和淋巴区域进行全骨盆照射,后半疗程则锁定原发肿瘤病灶进行照射。

用这种方法对宫颈部鳞状细胞癌Ⅲ期患者进行治疗得到的

治疗结果是,5 年局部控制率 83.7%、5 年生存率 53.8%。一般的
Ⅲ 期患者 5 年生存率约为 50%,可以说重粒子线的治疗结果还
算让人满意。

另一方面,单独使用重粒子线治疗的宫颈部腺癌患者有 55
例,如果单看这些患者中的Ⅲ B-Ⅳ 期患者的治疗结果,则其 5 年
生存率为 42%,该数字与其他治疗方法相比高出了 20% 左右,
重粒子线治疗取得了较好的效果(图 44)。

报告者 (年)	临床分期	患者 数量	治疗方法	5 年生存率	5 年局部 控制率
Grigsby (1988)	Ⅲ	12	传统放疗	25%	33%
Eifel (1990)	Ⅲ	61	传统放疗	26%	46%
Niibe (2010)	Ⅲ B	61	传统放疗 + 化疗	22%	36%
放医研	合计 Ⅲ B-ⅣA	55 38	重粒子线	38% 42%	55% 58%

图 44　宫颈腺癌的治疗效果

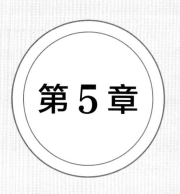

第 5 章

重粒子线治疗患者之声

本章中的访谈内容是根据曾接受过重粒子线治疗的若干名患者的真实情况整理而成的。

这些受访患者向大家讲述了针对自身疾病是如何找到重粒子线治疗方法的、在遇到重粒子线治疗之前曾经经历过怎样的不安、挣扎和期望。此外还有，针对这些疾病还有哪些其他疗法、最终做出接受重粒子线治疗决定的理由、和医师如何交流、家人的反应、治疗时的情况、治疗前后的症状、生活变化、治疗完成后的经历以及治疗产生的副作用等内容。

这些真实的访谈对于想要了解或是想要接受重粒子线治疗的人来说，应该会有较高的参考价值。

※ 访谈不分顺序。

案例 1 **T·S 女士**（50~60 岁）

治 疗 记 录

病名：头颈部肿瘤（骨肉瘤）

2004 年 3 月　被诊断为头颈部上颌骨处发生的骨肉瘤

2004 年 5~6 月　接受重粒子线治疗（16 次照射）

◎ 我患上了百万分之一概率的上颌骨骨肉瘤

——您是怎么发现患病的？

T 女士：2003 年 10 月前后，洗脸的时候，我发现左边脸上长了一个红豆那么大的小包，这是发现这个病的开始。而且，我感觉到它一点点越长越大，然后我就去了综合医院等地方做了不少检查。但是无论怎么检查，医师都告诉我是结果是良性。尽管如此，我始终能够感觉到肿瘤还在一直长……这个时候，我的家庭医师因为和国立癌症中心的医师认识,就介绍我过去住院1周做病理检查。诊断出来的结果是,我这个病是百万分之一发病率的头颈部骨肉瘤,就是脸上的骨头里长出来的恶性肿瘤。

——当时给您推荐的治疗方案是什么?

T女士:当时因为抗癌药和一般的放射线对这个病都无效,所以推荐给我的治疗方案是外科手术。而且告诉我说"要削掉半边脸,你要做好心理准备",这个消息对我的打击实在是太大了。从那天开始,我每天如同行尸走肉一般,活在炼狱之中。当时正是樱花盛开的季节,但是就连樱花在我眼里都是墨色的,只能看到一片灰暗。深陷谷底中的自己一直处于痛苦纠结之中,不知道到底该怎么活下去……这样的日子过了2周,4天后即将接受外科手术的那天下午,我丈夫从他公司里给我发回来了一封传真,传真的内容是3月25日的一篇新闻报道——"重粒子线治疗 根除身体深处的癌细胞",紧接着我丈夫也打电话回来。我告诉他"我已经下决心做手术了,别弄这些没用的事儿了"。但是我丈夫不停哀求我说"恳求你,请读一下我发过去的传真,求你一定要读一下"。

这时候,我才突然反应过来,对于我要失去半边脸这件事儿,其实我丈夫比我更抗拒、更不愿意放弃希望。我拿起那封传真,不知不觉读了下去,然后下意识地拨通了放射线医学综合研究所"重粒子医科学中心医院"(以下简称"放医研")的电话。

——您这可能是一种直觉吧。

T女士:当时已经是下午4点多了,和接电话的人说了一下我当时的情况后,对方说"请您稍等一下,别挂电话",就把电话转到了M医师那里。M医师说"T女士,请您带齐资料,3月29号周一一早来我们这儿看一下吧"。

真的是很巧,那天正好是原定要去癌症中心医院住院的日子,直觉告诉我,先别管别的,一定要先去放医研看一下。在和

M 医师通话的过程中,我感觉仿佛是有神明在向我招手"到这边来"。

然而,我给放医研打电话的那天是周四,也就是说,要想在下周一去放医研看病的话,必须在第二天的周五一天内把所有资料全部集齐。

周五早上一大早,我急忙跑到癌症中心医院,取得了医师的理解,并拿到了医师的介绍信,集齐了所有资料。只是,癌症中心医院的医师提出条件说,要想开介绍信,就需要取消我所有住院和手术的预约。虽然觉得非常对不住医师,但是我当时已经下定决心要搏一下重粒子线治疗。终于,我还是拿着所有资料于3月29日去了放医研。

◎ 接受了当时为止剂量最高的重粒子线治疗

——进展很迅速。

T 女士:我在放医研接受了 PET、CT、磁共振、骨扫描(骨代谢情况检查)等检查,若具备条件就有可能接受重粒子线治疗。我从家里往返医院,每周做1个检查,一共是4个检查,结果分晓之前真的是非常不安,每天过的简直不是人过的日子。

万幸的是,我的所有条件全部符合要求,接受重粒子线治疗的事儿终于定下来了。这又是一个让人感到充满希望的瞬间。

我的头颈部骨肉瘤治疗方案是当时为止剂量最高的70.4戈瑞等效剂量。我是这个剂量重粒子线放疗的第1位患者。所以,后遗症也好、副作用也好,都只能靠预估来判断。治疗计划是先连同周围部分一起照射,最后再锁定肿瘤集中照射,因此我的治疗照射范围比较广。随着照射一次次进行,左边脸越来越红,像是晒伤的状态。但是,这都是预料之内的事情。现在我的脸上已经完全没有痕迹了,而且听说过去这12年中技术和药物也进步了,脸红等副作用已经减少了很多。

——治疗结束后的经过如何?

T 女士:出院两个月后,出现了剧痛的症状。医师说是骨头的肿瘤被杀灭后残留的腐骨所导致的疼痛。个体情况不同会有差异,我的情况是普通吗啡无法止痛的那种剧烈程度,不能思考、不能活动,连日常生活都不能正常过了,每天只能躺着,像是快要死了一样的状态。正好当时新出了一种镇痛药"芬太尼",我就用上了。这是一种可以强效镇痛的吗啡,贴在皮肤上使用。2004 年 9 月的时候,这种药还没被纳入国民保险支付范围,价格很高,但是我的剧痛程度强到只能用这个药才能镇住,于是在放医研住了将近一个月的院,开始了去痛治疗。结果,贴了最强效的止痛贴,总算是把疼痛给止住了。

开始贴芬太尼 10 个月后,M 医师建议我说"拔掉几颗牙,把腐骨去掉吧"。

听说要想去除腐骨,时机把握是个很大的难点。做得太早的话,肿瘤细胞还没有完全灭绝;做得太迟的话,重粒子线的影响波及照射野区域,能够保留的牙齿范围就会越来越窄。虽说如此,因为当时用芬太尼已经控制住了疼痛,说真的,哪怕只拔一颗牙,我心里也是非常抵触的。把我的想法告诉医师后,医师说"您的心情我非常理解,但是芬太尼对心脏的负担相当重,您心脏随时有可能停跳。您用的药就是这么强效,做了腐骨去除术的话就不必再用这种药了"。

于是,2005 年 7 月,T 齿科大学齿科口腔外科的 T·M 医师给我做了腐骨去除手术,拔了 3 颗牙,刮出了腐骨,做了义齿,M 医师的时机把握真的是非常精准。

——治疗期间,您家人的心情如何?

T 女士:我当时是爬过一山又见一山的情况,家里人都非常可怜我。但是我想,要是我不能跨越这些磨炼,那不是白接受重粒子线治疗了吗？我就这么自己给自己打气，终于挺过来了。

放医研的医师们也都没有"医师架子"，都非常和蔼，大家可以坦率交流，氛围很好。特别是因为我是第 1 号患者，所以医师们和我齐心协力共同努力，这对我也是极大的鼓励。

◎ 治疗后 12 年，设立患者交流会并为普及重粒子线治疗进行演讲

——您出院后成立了患者交流会是吧。

T 女士：出院的时候，我和在放医研医院里认识的伙伴们交换了联络方式，05 年 1 月时召开了第一次患者交流会。当时来的人里，有的人拄着拐杖，有的戴着大口罩，还有人因为化疗头发掉的特别厉害，让人都认不出来了。这样的患者一共 10 个人聚到了一起，我当时非常感动，大家真的是在坚强地活着。

患者往往都有很多无法开口对家人说、只有同伴才能理解的疼痛、不安和烦恼。患者交流会就是给大家提供一个场所，让大家能够说说心里话、互相聊聊天、宽慰一下心情、交换一下信息。有些离得远的患者有时会写信、发邮件或是打电话过来和大家加深交流。

也有不少患者因为和医师之间的关系问题而烦恼。医师中也有各种各样的人，有的医师真的是非常好，而有的医师可能就只是对着电脑看病，都不正眼看患者和家属。当然了，医师也不是神。

我告诉大家要做到两点，一是，"想问医师的事情、或是难以开口问的事情，要逐条列出来写到记事本上，然后再去医院"；二是，"如果到了最终选择阶段，不妨问问医师，如果是医师自己或者是医师家人，会选择哪种疗法"。

这样的话，医师也会更加认真，想躲也躲不掉了（笑）。

——听说您正在进行各种演讲活动。

T 女士：治疗结束 3 年后，有一次我去旁听一场骨肉瘤的讲座。在那儿我看到了骨肉瘤患者的生存率统计图，统计图上显示从开始发病到经过 2 年这一阶段曲线的下降还是比较平缓的，等到经过 5 年的时候就变成 0 了。我这才重新认识到，原来骨肉瘤是这么可怕的一种病！看着这些数字，我的心情越来越沉重。

同时我也感到，当时的自己已经进入第 3 个年头了，必须要活得更长一点才行。从那以后，我想自己不能只是活着，而是要为帮助他人而活，于是我开始做志愿者。

2009 年我上了一档电视节目，面向观众讲述了自己靠重粒子线治疗而活下来的经历；治疗整整 5 年后的 2010 年，我被邀请参加放医研和 G 大学共同举办的粒子线治疗世界大会，作为患者代表做了演讲。

此外，我有时还做倾听志愿者，也去了不少地方的演讲会做演讲。

2016 年 4 月，难以手术的、骨头和肌肉等部位发生的骨与软组织肿瘤的重粒子线治疗终于被纳入了公共医疗保险支付范围，这真是一大喜讯。

——您活动的精力究竟来自哪里呢？

T 女士：我以前是个生活幸福的家庭主妇，那时候的兴趣是茶道和花道。然而，患病之后我才明白"死生不过是正反面，所有人早晚都是要面对死亡的，如果大家都难免一死，那么我们到底该怎么活着？活着并不是一件理所当然的事情，应该感恩自己所拥有的一切"。

所以，患者交流会也好、演讲会也好，都是赋予我的一种使命。我想，必须趁着还能活动的时候赶紧行动。放医研的很多医师也给了我大力支持，他们告诉我说"有什么我力所能及的，尽请告知"。

我觉得自己患病之后的人生反倒更加充满活力了。

案例2

O·Y 女士（40~50 岁）

治 疗 记 录

病名：骶骨肿瘤（脊索瘤）

2004 年 1 月　被诊断为骶骨脊索瘤

　　　5~6 月　第一次重粒子线治疗（骶骨）

2005 年 10 月　第二次重粒子线治疗（左臀部）

　　　11 月　第三次重粒子线治疗（右髂骨）

2008 年 9 月　第四次重粒子线治疗（左髂骨）

2009 年 6 月　垫片插入手术

2009 年 7~8 月　第五次重粒子线治疗（骶骨）

2010 年 12 月　第六次重粒子线治疗（骶骨左侧）

2011 年 10 月　左大腿髋关节置换手术

◎ 带着病痛辗转多家医院后才终于知道了病名

——脊索瘤是一种什么样的病？

O 女士：所谓脊索瘤，据说是我还在母亲胎内的时候，在形成背骨基础的脊髓的下方、"脊索"的残留组织所形成的肿瘤。容易发病的位置是在脊索的两端，即颅骨深处（颅底）的骨头上和骨盆后方的骶骨上。我的肿瘤是长在骶骨上的。由于生长缓慢，很多人是到中年之后才发病，带着这种病直接进入老年阶段的人也有。

——最开始是什么症状?

O女士:很早以前开始我就觉得腰不舒服。2003年9月左右,我坐在椅子上时感到骨头突出来碰到了椅面,当时以为是自己身体太僵硬了或者是因为屁股上没什么肉。结果没过多长时间,在走路途中突然感到剧痛,完全迈不开脚,几秒钟的时间里一直停在原地,然后又恢复了正常走路。这种情况反复了2~3次,我开始觉得不对劲,就去了当地的综合医院。

当时的诊断结果是"疑似神经痛"。医师告诉我没有必要拍磁共振,只给我开了些维生素。但是疼痛完全没有缓解,于是我就每周去做2~3次康复治疗。康复治疗会做腿部牵引抬升等,当时疼得眼泪都快掉出来了,甚至整夜睡不着觉。仰卧也不行,俯卧也不行,左边侧躺、右边侧躺,怎么都不行,总之就是疼,疼得睡不着觉,整夜呻吟。不得已,只能整晚整晚地一直站着,看看电视看看书,实在困得不行了的时候才能睡几小时,一旦睁眼又疼得不行,那阵子几乎每天都是站着过日子。

——那时候相当疼吧。

O女士:听朋友的建议我还去看过妇科,什么都没检查出来。和公司上司说了这件事儿,上司说他认识一位非常好的针灸医师,但是那位医师因为名气很大,想要预约的话要排到很久以后。然后我就自己查到一家别的针灸院,让那里的院长给我看了一下。但是还是原因不明,于是让医师帮我写了去骨科的介绍信。

到了介绍的骨科挂了号,1周后做了磁共振检查。结果马上出来了,骨科医师说"我介绍你去癌症中心"。我问医师"是癌症吗?",医师回复说"需要进一步详细检查"。

在癌症中心取了组织,经过多种检查后,结果被诊断为骶骨脊索瘤(参照卷首图13)。辗转了这么多医院,这才终于搞清楚了病名。

当时感觉好像无法接受这种事儿发生在自己身上，或者说感觉不太真实。自己除了生孩子以外就没住过院，这种病连病名都是头一回听说。想要查一下相关信息，结果找到的信息也非常有限。

◎ 发现转移，一共接受了6次重粒子线治疗

——请讲一下您在接受重粒子线治疗之前的经历。

O女士：癌症中心医院的医师向我做了说明，说治疗方法有外科手术和重粒子线。费用上，手术的话大约是100万，重粒子线治疗的话是314万。光听金额，我想还是做手术吧，但是接着了解到，手术的话可能会有后遗症，有可能无法步行，或者可能要做人工肛门。重粒子线的话，能精准打击肿瘤，对身体造成的负担较小，基本不会给生活带来障碍。家人也帮忙查了很多资料，最终我选择了重粒子线治疗。

——想必您肯定也有不安和心理纠葛吧。

O女士：当时甚至想过，说不定这回自己要死了，不知道为什么有一段时间竟然开始从客观视角审视自己。

第一次住院之前稍微有点儿时间，我就写了一张单子列了些要拿到医院的书，在住院期间也想了很多出院后在自己家里能做的那些事情，并且把这些想法都记录下来。出院之后，我开放了自家空间，邀请教插花的朋友来家里开设花艺课，这个花艺课现在还在继续，每个月1次。当初盖房子的时候就特意留出来了能让大家聚会的开放式空间，正好用上了。

当时，丈夫的姐姐帮我照顾我还在上小学三年级和五年级的两个孩子。特别感谢她能住到我家里来照看家人，因为是自己亲姐姐，我丈夫也不必太过介意，真是帮了我的大忙。

——实际做了重粒子线治疗,感觉怎么样?

O女士:最开始,因为肿瘤比较大,所以重粒子线的剂量也比较大,治疗结束后的疲劳感非常强。腰上跟坠了铅似的,特别沉的感觉。当时的状态是干什么都没力气,就想躺着。但是这些都是一时性的,过段时间就恢复了。

只是我的病后来又在髂骨、臀肌上发现转移,于是我一共接受了6次重粒子线治疗。有时一次性住院治疗两个地方,用同一个模型(身体固定器具)接受两个部位的照射。由于控制排尿和排便的神经受到重粒子线的影响,变得容易便秘了。偶尔出现过像是针扎似的疼痛感,但是最近较未感到疼痛。

现在在肺部和耻骨上仍然有转移。肺部有不少肿瘤分散在左右肺里,但是因为数量太多所以没法儿用重粒子线治疗。癌症中心的医师说还有其他治疗方法,但是好像风险较高,目前因为没有疼痛也没有呼吸困难,所以暂时没有进行化疗等治疗。等到疼的时候,打算到时候吃止痛药止痛可能好一些。

左边大腿骨上也有转移,医师建议最好提前去除肿瘤,以免肿瘤长大后发生骨折,但是由于这块儿是经常活动的部分,且担心会妨碍骨头再生,因此不适合重粒子线治疗。于是这个位置的肿瘤做了外科手术。

但是说实话,手术之后走路变得困难了,也很疼。直到现在我还在怀疑,当初决定做手术到底是不是最佳选择。

——治病的日子真是很不容易啊。

O女士:一而再再而三地出问题,我当时总想,怎么又来了。自己的反应好像没有那么震惊,但是内心深处也许并非如此。让自己变得感觉迟钝,这可能是一种自我保护。

只是,这种不在乎也不知道是不是好事儿。我自己并没有太在意自己的病,周围的人甚至惊讶“没看出来你哪儿病了呀?”。这样乐乐呵呵地过日子,就能忘掉生病的事情。

治疗费方面,人寿保险的一次性支付解决了很大问题。特别偶然,在我得这个病1年以前,经别人推荐我加入了人寿保险。由于时间上过于巧合,人寿保险公司还对我进行了特别仔细的调查。好像保险公司联系了我去过的所有医院进行了确认。

——您家人和周围的人都是什么反应?

O女士:家里人还和平常一样对待我。甚至于,几乎不会刻意安慰我,我甚至想"怎么我都生病了还要干这么多活儿、这么忙?"(笑)。所以当时我还想,住院也挺好,住院就不用干家务活儿了(笑)。家人这种态度可能也是好事儿。特别是重粒子线治疗的时候,一出院马上就能活动,有时候直接就去上班了。

朋友和邻居真的非常照顾我,有时候用车接送我,出院后我连爬自家二层楼的力气都没有的时候,大家纷纷做好饭菜给我送过来,还换班给我打扫卫生,等等,这些支持真是给了我莫大的帮助。

——可能是因为您人品好吧。

O女士:可能是缘分吧。要不是因为得了癌症,我也不会重新审视自己的人生,也不会和以往没有接触的人进行交流。我觉得自己非常幸运,遇到的都是好人。即使同样是癌症,毕竟还分为很多种类,而且,发现的时候处于什么阶段、去了哪家医院、遇到什么样的医师、患者什么年龄、什么性格、什么样的思考问题方式、什么样的状况等等,每个人的情况都各不相同。

这时候我想的是,所有事物都需要取得平衡以及具体问题具体分析。比方说吃饭,如果某天暴饮暴食了,转过天来节制一下,只要整体上实现平衡就好了。人都有失败的时候。所以不要太神经质了,大体上过得去就行了。

目前为止几次进出放医研和癌症中心医院,重粒子线治疗也做了好几次。大腿骨手术的时候换了人工骨头,现在身体里面已经有金属物质了,此外,如果再做重粒子线治疗的话,骨头可能会变脆,所以目前没再预约接下来的治疗。

现在,作为兴趣,我加入了合唱团,到处参加表演活动和音乐会,有时会去患者交流会喝点儿酒,没事儿还经常出去到处走走。

案例3

H·M 先生(50~60 岁)

治 疗 记 录

病名:胰腺癌

2012 年 4 月　被诊断为胰腺癌

　　　　6~7 月　接受重粒子线治疗

2013 年 11~12 月　复发,接受第二次重粒子线治疗

2014 年 12 月 ~2015 年 1 月　再次复发,接受第三次重粒子线治疗

◎ 被诊断为预后生命只剩不到 1 年的胰腺癌,我首先感受到的是:强烈的"愤怒"

——常听人说胰腺癌的早期发现非常困难。

H 先生:当时我在一家外资企业的营业部门工作,每天早上 9 点上班、晚上 10 点左右下班,工作非常忙。当时虽然感觉到身体倦怠、后背疼痛,但是我以为只是因为太过忙碌而导致的疲劳累积而已。

但是,毕竟还是觉得哪儿不对劲。最开始是怀疑胃有问题,做了两次胃镜,但是没有查出任何异常。

怀疑自己是不是得了什么其他的病,于是我就去附近的大

学医院做了 CT 和超声波检查,结果诊断出来是胰腺癌。临床分期是Ⅳa。纵向 7 厘米、横向 4 厘米,已经很大了,医师说由于已经侵犯到腹腔动脉和门脉,所以无法手术。还说,这种情况下平均活不过半年到 1 年。我当时应该被认为是不可能根治的患者。

话虽如此,无论情况有多糟糕,该做的一大堆事情还是要做,这就是现实。

——对这个病,您查了不少资料吧。

H 先生:当时我对胰腺癌一无所知,信息搜集是从网上查询开始的。书也看了很多,说的都是 5 年生存率 5% 什么的,没有一点儿能给人以希望的消息,当时自己非常震惊。

这时候,我妻子看到消息得知在千叶县有一家重粒子线治疗医院。我当时心想,一定要去听取一下第二门诊医师的意见。

话说回来,当得知自己得的是胰腺癌的时候,我首先感受到的情绪是,愤怒! 当然也很绝望,也有失落,但是最深的感觉还是强烈的愤怒! 凭什么不经人同意就擅自在别人身体里长出这种东西来? 就是这种感觉的强烈的愤慨。总之觉得,不给胰腺癌一点儿颜色看看就不能平息自己的愤怒! 在工作上自己曾多次经历过危机,某种意义上已经积累了一些应对危机的经验,所以觉得面对癌症自己也必须做点儿什么,不然无法说服自己。

医师本来建议我开始化疗,但是我觉得与其做一些姑息治疗,不如尝试一下具有强力效果的重粒子线治疗,这更令人期待。

我向给我看病的大学医院的医师,表达了自己希望以重粒子线为中心进行治疗的强烈意愿,并让医师给我写了去放医研的介绍信。

◎ 接受3次重粒子线治疗后肿瘤指标恢复正常

——重粒子线治疗是如何进行的呢?

H先生:最开始因为肿瘤太大了,所以在照射开始前几个月的时候先开始化疗,希望能让肿瘤体积缩小一些,但是结果几乎没有什么效果。

因为治疗已经不能再耽误了,所以,2012年7月,我接受了第一次重粒子线治疗。但是还是因为肿瘤太大了,1次重粒子线治疗没能把肿瘤全部消掉,肿瘤指标CA19-9始终在100以上。之后短暂地使用过"盐酸吉西他滨"这种化疗药。

后来不知道是不是对盐酸吉西他滨产生了耐药性,肿瘤指标的数值又一点一点地往上升,于是换成了"TS-1"这种抗癌药。然后又在第二年12月,接受了第二次重粒子线治疗。第一次照射的时候只照了胰腺中央的胰体部,第二次则针对靠近十二指肠的胰头部的两个约3厘米的肿瘤部位进行了照射。这次有了效果,肿瘤指标回归到了标准值。

然而接下来,TS-1的副作用出现了。这个药好像对身体末梢有影响,当时脸和指甲都变黑了。其中最让人难以忍受的是眼睛出现的症状,角膜上出现了损伤,一看光就会漫反射,这种眩晕给日常生活带来了很大障碍。因此,我中途停了半年TS-1。

现在想起来,这个选择好像不是很正确。当时真应该一边治疗眼睛一边继续吃抗癌药的。

——之后,您接受了第三次重粒子线治疗。

H先生:肿瘤指标的数值后来又以让人心烦的形式一点一点往上升,由于已经超过了基准值,我就去放医研进行了检查。结果,在胰腺后方的神经丛上,发现了5~10毫米的恶性肿瘤。于是14年12月,我接受了第三次重粒子线治疗,照射以神经丛为中心的区域。

从治疗两个月后开始算起，到现在已经过了大约 1 年半了，肿瘤指标在基准值以内，PET 图像上也看不到放射性浓聚。但是毕竟胰腺癌是非常难治的癌症，我也没敢指望就这么治好了。

现在我一边跑眼科一边继续服用 TS-1。我觉得需要做一些准备，这样，即使再次复发也不至于太过慌乱。在和癌症的战斗中，我觉得最重要的就是信息搜集。全面搜寻、获取信息、决定优先顺序，这是非常重要的。

——重粒子线治疗期间，您是否感到有压力？

H 先生：治疗本身既没有痛感也没有痒感。但是确认照射位置的时候，需要一直躺着一动不动，这个时间有点儿长。30 分钟左右的时间，我就回忆以前去过的一些秀美的地方，尽量让自己保持松弛。

放医研现在的主诊医师 Y 医师是重粒子线治疗领域里世界级的权威专家。我能够遇到他真是非常幸运，他真的是我的救命恩人。

给我做第一次重粒子线治疗的医师是 T 医师。因为我们同是九州出身，所以有不少聊得来的地方。

这两位医师都非常热心地给我做诊查和治疗，借此机会向他们由衷地表示感谢！

◎ 希望能向众多胰腺癌患者传递自己的经验和信息

——重粒子线治疗是否有什么副作用？

H 先生：没有什么太大的副作用。只是我原来就有糖尿病，现在依然每天早中晚量血糖、注射胰岛素。由于有低血糖的危险，所以我会一直随身携带葡萄糖片。

因为我还在吃抗癌药,所以免疫力怎么都会有些低下。为了增强体质、提高自身免疫力,我会在每天午饭和晚饭后 1 小时之内步行 20 分钟,从不间断,也会注意保持充足的睡眠。

——您的治疗费是怎么解决的?

H 先生:我的人寿保险并没有附加高度先进医疗特约险,但是有"生存需求附加险",这个附加险是当被医师诊断为余命不超过半年的时候可以获得的理赔金,我就是用这部分钱作为重粒子线治疗费的。

现在我已经到年龄退休了,但是治疗期间的 4 年里一直都是病休待遇。听说公司人事部的人和公司保健医之间曾经讨论过我的问题,说"他得了那么重的病,还怎么把他叫到公司来工作啊? 病情突然恶化怎么办? 谁负责呢?",公司也给我发了伤病津贴,让我能够继续治疗。非常感谢公司对我的关照,我觉得自己很幸运。

——以工作为中心的生活一下子全变了吧。

H 先生:治病的时候我一直待在家里,最开始的时候妻子好像也觉得挺新鲜的,因为在那之前我一直忙工作,很少有待在家里的时候。

56 岁的时候发现自己得了胰腺癌,当时也想了很多,如果生命只剩下半年到 1 年,那我这辈子可真是够操劳的。但是回想起来,自己又不是说 20 多岁就得了癌症,工作虽然忙碌但是乐趣也不少,也得到了周围人的好评,该经历的也都经历过了。如果一定要评个好坏的话,我觉得自己的人生还算是不错的人生。

现在自己想做的事是,希望能为患有同样疾病的人提供更多的信息。我是一个曾被医师宣判为无法手术、即使化疗也只能再活半年到 1 年的人,但是因为接受了重粒子线治疗,生命才得以延长。因此,今后我希望能为同样得了胰腺癌的人提供更多信息,宣传各种可以选择的治疗方法。

　　我还曾被邀请到胰腺癌患者后援团的交流会上去讲述自己的经历体验。我真是觉得，只有拥有共同经验的人才能理解彼此的这种心情。

H·I 女士（40~50 岁）

治 疗 记 录

病名：眼部肿瘤（葡萄膜恶性黑色素瘤）

2004 年 2 月　被诊断为葡萄膜恶性黑色素瘤

　　　　4 月　接受重粒子线治疗（5 次照射）

◎ 每当想睡觉闭眼时就会感到有一束光照进眼里

——请您介绍一下您的疾病相关情况。

　　H 女士：眼球是由三层构成的，外侧的一层是被叫做"眼白"的巩膜，中间是由虹膜、睫状体和脉络膜构成的葡萄膜，内侧是视网膜。所谓"葡萄膜恶性黑色素瘤"，就是葡萄膜中所含有的众多黑色素细胞癌化而形成的恶性肿瘤。

　　我察觉到异样是在 2004 年 3 月，当时虽然不痛不痒，但是每天晚上上床闭眼的时候，就会感到有一束光"咻"地一下进到眼睛里。我心想这是什么？然后没过一会儿就又会看到一束光。

　　正好那时候家里二儿子的过敏性结膜炎加重了，于是我也有机会去了眼科。我认识的一位医师的弟弟是 S 医院的眼科医生，所以就在带二儿子去看病的时候顺便让医师给自己也看了一下。医师本来也是抱着很轻松的态度说"那就看看吧"，结果医师越看越不对劲，"咦？"。

医师问到"您眼睛里长了肿瘤。您以前得过什么大病没有？"，可是我并没有想出来自己得过什么大病。医师说，如果没有什么别的问题，这个位置上是不应该长肿瘤的。然后医师告诉我说，K 医院有位医师是葡萄膜方面的权威专家，让我最好去看一下，并给我写了介绍信。

几天后，我去了 K 医院做了超声波检查，K 医院的医师说"应该是恶性黑色素瘤"。我问医师"不需要取些细胞再进一步检查确认一下吗？"，医师回复我说"这个位置上能长出来的肿瘤，只有恶性黑色素瘤"。

说真的，我当时是半信半疑的，心想超声波真能检查出来么？真是恶性黑色素瘤吗？

——您肯定很震惊吧。

H 女士：医师说"这个病在我们医院是没法儿治的"。要是连这个医院都不能治，那这到底是个什么病？我心里一惊。又仔细问了问，被告知说是这种病 1 年可能只有 1 个人得，当时差不多是 1 000 万分之 2 的比率。我当时就想，这么小概率的病，为什么会是我？

医师提议说，有两个选择：一是去国立癌症中心接受治疗；二是去千叶的放医研接受重粒子线治疗。于是，我就先去了国立癌症中心。

国立癌症中心给我出的治疗方案是将一块能够释放出放射线的芯片大小的东西缝进眼睛里进行照射，需要放置 1 周左右来杀灭癌细胞。但是问题是，医师告诉我，这种治疗的基准是 5 毫米以内的肿瘤，而我的肿瘤是 5.2 毫米，所以有复发的可能，治疗本身不会有什么后遗症。

国立癌症中心的医师也推荐说，除了上述方法，还有重粒子线治疗的方法。于是我请医师给我写了去放医研的介绍信，并和放医研进行了预约。

放医研的主诊医师是 T 医师,我和 T 医师的谈话竟然长达将近 2 个小时。虽然我自己也提前查了很多关于重粒子线治疗的资料,但是并没能充分理解。于是,T 医师就从什么是重粒子线开始讲起,对于我不明白的或是感到疑惑的地方等都做了非常详细的讲解。

由于放医研没有眼科医师,T 医师于是立刻拨通了当时在合作方 C 大学的 M 医师的电话,帮我联络预约。听说 M 医师当时正要从 C 大学调到别的大学去,我的预约是勉强赶上了时间。

根据医师的说明,重粒子线是对肿瘤进行精准的定位照射,为了准确把握位置,需要先进行一个小手术,将一块小钛金属片缝入眼中作为标志物。虽然可能会出现白内障、青光眼、视网膜脱落等后遗症,但是有较高的概率能够杀灭恶性肿瘤。

——您选择重粒子线治疗的最重要的原因是什么?

H 女士:听说欧美那边得这种病的人有很多,我就让认识的医师把那边的资料要过来了,搜集了不少信息,但是还是迷茫了很久,一直无法作出决定。

然后我就又去了一趟癌症中心,在那儿把两边的治疗方案都讨论了一下,最终的决定还是自己做的。

让我做出决定的最重要的原因是,放医研的 T 医师真的是特别为患者着想。此外,还因为眼科的 M 医师说的"重粒子线非常适合您的治疗。如果是我得了您这种病,我会选择重粒子线的"这句话。这些因素在背后支持我,让我选择了重粒子线治疗。当时自己下了决心,心想"与其癌症复发丢了性命,我宁可牺牲一只眼睛"。

在这之前本来有一阵子我已经出不了家门了,不吃安眠药就害怕得睡不着觉,自从决定做重粒子线了之后,心情轻松了很多。

◎ 重粒子线治疗后 12 年，虽有后遗症但未复发

——请讲一下您接受重粒子线治疗的经过。

H 女士：首先为了做钛金属片标志植入手术，我在 C 大学住院了两天一宿。

植入手术的时候，点了眼药水麻醉药，手也被固定住，还给我打了缓解紧张的注射针。钛金属片是缝到巩膜上的。为了防止眼睛闭上，眼睛上会被提前贴上一层半透明的膜。所以那些针啊线啊什么的都能看到，虽然不太清晰（笑）。时间倒是不长……

植入手术的第二天，是二儿子的毕业典礼。为了不让灰尘等杂物进入眼睛里，我在眼睛上贴了胶布去的学校。从家到学校的路上我一直很紧张，朋友也问我说"你怎么了？"。但是也有一个好处，就是用摄影机给儿子摄像的时候，不需要再特意单闭一只眼了，还挺方便的（笑）。

之后，在放医研制作了面膜状的固定器具；为了确认是否有肺部肝部等部位的转移，还做了 PET 的检查；最后进行了模拟照射。然后，真正开始了重粒子线治疗。

照射的时候，因为完全不能动，哪怕 1 毫米也不行，所以我的头部被盖住全脸的固定膜固定住，手脚也被固定住了。重粒子线照射的地方会有红色的亮光，只要坚持 10 秒钟不闭眼看着红光的地方就可以完成治疗了。

刚开始的时候，我特别紧张。当时我在黑暗的屋子里被固定器具固定着，治疗室的门关上的时候真是觉得恐怖。同时心里想着，必须要好好配合治疗。这时候，听到 T 医师从麦克风里传来了声音"好的，H 女士～"，他的声音一点儿都不紧张"能看见红色的光吗？那现在开始了啊～"，他温暖舒心的声音成了我

的救命之音。

原以为 10 秒钟会很长,结果竟然很快就结束了。就这样,1 周的时间里反复进行了 5 次照射。

——有什么副作用或者后遗症吗?

H 女士:2 周后,我的眼皮上长出了水疱,看上去跟四谷怪谈里的那个怪物似的,像晒伤了似的感觉。眼皮开合的时候很疼,我涂了药膏。虽然这些都是治疗前就有心理准备的,但是看到镜子里的自己时还是不免叹气"都成这样了"。睫毛也掉了。后来随着皮肤的恢复,睫毛又慢慢长出来了。现在也还是有一小块淤青,但是已经不是很明显了。

后来,这只眼睛的视力下降了,虽然不是完全看不见,但是几乎看不见了。重粒子线的威力太强,引起了视网膜脱落。第 4 次照射的时候,就几乎看不见红光了。和普通的视网膜脱落还不一样,我的这个是无法恢复的。

刚完成治疗后的一小段时间里,一闭上眼睛还是会有光一直闪的感觉,让人特别烦躁。而且,一只眼睛看不见后无法把握距离感,最开始特别迷惑,也很失落。连倒个茶都能倒偏,走路的时候哪怕是个小台阶也会很害怕。但是后来逐渐就习惯了,相应的又重新掌握了距离感,人的身体适应能力还真是挺强大的。

——您家里人也非常担心吧。

H 女士:其实我家二儿子现在在上医学部,我生病之后他开始把当医师作为自己的目标,当然这也不是什么值得一提的事儿(笑)。他实习的时候遇到了很多医师,他和医师们聊起我的经历的时候,医师们都很感兴趣。我家大儿子现在在保险公司工作,有时候会聊起来高度先进医疗保险的事儿。两个人的工作都还比较顺利。

我自己呢,现在在家里开了一家永生花和人造艺术花教室。

治疗刚结束的时候,因为害怕,有一段时间一直窝在家里不愿出去。但是我一直在思考能不能做些什么,想起来自己生病前就一直在做的花艺,于是我开始认真学习并取得了相关的资格证书。当我专心做花的时候,就会忘记不安和恐惧,真是要感谢鲜花把我给救了。

到今年为止,我做重粒子线治疗已经过去 12 年了。现在我依然会每 3 个月去 M 医师那里做一次复诊,半年去一趟放医研交叉进行磁共振和 CT 检查。目前没有任何复发或转移的迹象。

虽然也苦恼失落过,但是回想我的治疗过程感觉就像坐在传送带上一样,推进的速度很快。可能是背后有什么我看不见的力量在冥冥之中推着我往前走吧。

虽然一只眼几乎失去了全部视力,但是对我来说,这已经是最好的选择了。

案例 5

H·M 女士(50~60 岁)

治 疗 记 录

病名:乳腺癌

2013 年 2 月　被诊断为乳腺癌

　　　4 月　接受重粒子线治疗(4 次照射)

◎ 无法认同"先切后放疗"的治疗方案

——据说每 12 个人中就会有 1 个人得乳腺癌。

H 女士:我们公司每年都会组织一次综合精密体检,以前每次体检的时候也都会发现一些小问题,再复查又查不出什么异常来。本来以为这次也会是同样的情况呢,又是体检的时候查出有些问题,于是我就去了我们当地的市民医院进行复查。结果这次告诉我说是,乳腺癌。早期Ⅰ期,2厘米×1.5厘米。

当时给我看病的医师是一位女医师。关于治疗方法,她告诉我说是"先切,后放疗"。我很疑惑:肿瘤还很小,真的需要切掉再放疗吗?我当时不能认同这个治疗方案,也不知道需要切多少,医师也没有说明。

然后我就告诉医师说"我不想做放疗",医师的回答是"这都是配套的"。说到检查方法的时候,我告诉医师以前做磁共振时自己对显影剂有过敏经历,结果医师回了一句"那就不做核磁了"。

也许对于医院来说这些都是很平常的事儿,可是对于我来说这真的是人生头一回。作为患者,得知自己患了癌症本来就已经很受打击了,我不过是想多了解一下接下来可能会出现什么情况,这难道有什么不正常的吗?

可能一般会认为乳腺癌只要切除就没事了。但是我觉得,这毕竟是自己的身体,必须要让自己先认可才行。

——您是怎么找到重粒子线疗法的?

H女士:我当时有一家经常去的皮肤科,我把自己得了乳腺癌的事儿告诉了那里的医师,然后那位皮肤科医师告诉我说,他父亲得过前列腺癌,后来是在千叶县放医研做了重粒子线治疗,还说"如果您感兴趣,可以和放医研联系一下试试,提我和我父亲的名字也没关系"。

与此同时,我又从别的地方听说有认识的人打算去做重粒子线治疗。

所以,当我再次去到市民医院的时候,就向医师咨询关于重粒子线治疗的事儿,结果医师说,"那种民间疗法你也敢试?"。我内心"啊"给愣住了。我当时就想,越是非城市的地方,可能越是对大医院和手术抱有绝对的信仰吧。

于是,我就决定自己尝试一下,给能做重粒子线治疗的地方一个接一个打电话。九州(国际重粒子线癌症治疗中心)、兵库(县立粒子线医疗中心)说他们那儿不接收乳腺癌患者。我就给放医研打电话,接电话的人说"正好现在负责的医师在这儿,我把电话转给他",然后 K 医师就直接接了我的电话。

我对 K 医师说"我被确诊为乳腺癌,肿瘤大小也知道。现在去的医院连磁共振都不给我做",K 医师说"放医研这边正要开始做乳腺癌的临床试验,只不过临床试验对象是 60 岁以上的患者。但是如果您那边的医院连核磁都不给您做的话,那您还是来我们这儿看一下吧"。我马上就和放医研做了预约。

几天后,我终于在放医研做了磁共振,但是问题出在我的年龄上。医师告诉我,如果年纪较轻,则复发的风险会比较高,不适合做重粒子线。但是,我的肿瘤大小在条件范围内,我又一直不肯放弃,一直恳求医师说,"请您一定帮帮我"。当然,我知道医院也有自己的苦衷,但是我好不容易才找到这里,感觉这里就是自己最后的希望了,当时急得眼泪都掉下来了……K 医师和放医研医院里的几位医师商量之后,以全费治疗而非临床试验为条件,终于答应接收我治疗。

——您希望接受重粒子线治疗的意愿真的是很强烈啊。

H 女士:很久以前,我曾经因为别的疾病做过一次全麻手术。那次我在医院里受到了极其粗暴的待遇……管子被人从鼻子里"嗖"地一下就拔出去了;手术后伤口还很疼的时候就被"呼"地一下举起来、又"咣"地一下扔到床上。我本来皮肤就很脆弱,贴个膏药都能变得通红,特别怕疼的那种,抽血都不敢看。所以那次经历真的是非常痛苦。

对于护士来说,这可能是每天都要做的日常工作,但是对于我个人来说,所有的一切都是头一次经历。我当时心想,医患之间的想法怎么能有这么大差距呢,这辈子要是再让我做手术还不如让我去死呢。因为当时太痛苦了，所以才不想再做手术了……

我对市民医院的医师说，"我要去放医研接受治疗，希望您把我的检查资料给我"，结果医师说，"以后我不会再管你了"。真是让人震惊！同样都是医师，做人的差距怎么这么大呢？

◎ 出院后立刻恢复工作，回归正常生活让我无比幸福

——您是重粒子线治疗乳腺癌的第 1 号患者啊。

H 女士：因为放医研的医师和技师们也都是第一次治疗乳腺癌，所以固定器具的制作花了相当长的时间。一旦躺下胸部就会往下垂，该怎么做大家都没经验，都是一边试错一边琢磨。医师对我说，"做了这么长时间真是辛苦您了"，这份关怀让我很是感动。

照射的时候，每次我都是当天最后一个做，晚上 7、8 点钟的时候开始进行。照射本身时间很短，但是需要花很长时间把胸部按照原样放进做好的固定器具中。虽然采取了在胸部做记号等方法，但是还是需要一点一点地边调整边对位置，有时候要做到晚上 11 点左右。我几乎都要担心医生做到这么晚还能不能回得了家、睡得了觉了。

每次治疗都要从 3 个方向进行照射，就这样一共照射了 4 次，5 天时间内完成了治疗。出院后，我马上就完全恢复了工作。

要是问我重粒子线治疗到底好在什么地方，我会回答：马上就能恢复工作这一点最好。最近，癌症治疗和继续工作之间难以两全的关系问题成了社会性话题。有很多人或者是因为患癌而离职，或者是因为化疗导致身体状况不佳而被公司以长期疗养为由解雇，有的人即使治愈了也很难再回到原来的生活。如

果我也去做了外科手术,很难想象那会是什么样子,但是接受了重粒子线治疗的我能够马上恢复和从前一样的生活,这真是太幸福了。

——治疗结束后,有什么明显的症状吗?

H女士:只是后来吃的药、打的针有一点儿副作用,其他没有什么。身体没有觉得很倦怠,就是很平常地回到了工作岗位上。

最开始的时候,患部还残留有肿瘤燃烧后的渣滓一样的东西,后来也消失了,现在也没发现复发或者转移。

多亏了K医师,让我能接受重粒子线治疗,真的是非常感谢!此外,放医研的各位医生、医师、护士、行政工作人员都非常亲切,说话非常和气。能在这里接受治疗,我觉得自己真是太幸运了。

—— 希望大家都能去接受乳腺癌筛查,哪怕多帮助一个人也好。

H女士:我公司每年都会组织进行综合精密体检,所以我才能在早期阶段就发现恶性肿瘤。这一点真是非常感谢!

我的朋友也有得乳腺癌的人。听说只是0期的早期肿瘤,但是她听从了医师的建议,做了手术,失去了乳房。当然,每个人的情况不一样,但是毕竟是自己的身体,我觉得真的要好好考虑一下是不是切了就完事儿了。

乳房重建的话还是要手术的,也要花时间。为此,有些还年轻的人就会犹豫是做还是不做。我的其他朋友在进行乳房重建治疗,从开始到现在已经1年多了,但是听说乳头的部分还是没做完。而且由于乳房重建是在保险支付范围内的项目,所以预约非常困难。

总而言之,如果能够早期发现,就能有更宽的治疗方法选择范围,所以希望大家先去做一下筛查。然后,在自己能够认可的前提下做出决定。

我朋友对我说"我们可做不到像你那样厚着脸皮求医师"(笑)。我觉得和医师的沟通还是直截了当一些好,疼就是疼,药不对就是不对。

医师又不是当事人,你要是不告诉医师,医师也不可能知道你疼不疼、药对不对,不是吗?

案例 6

T·T 先生(70~80 岁)

治 疗 记 录

病名:肺癌、前列腺癌

2014 年 10 月　被诊断为肺癌

2015 年 4 月　接受肺癌的重粒子线治疗

2015 年 9 月　被诊断出前列腺癌

2016 年 2 月　接受前列腺癌的重粒子线治疗

◎ 要是能用重粒子线治疗,就不想在自己身上动刀

—— 先说一下关于您肺癌的情况吧。

T 先生:每年我都会去 M 医院做体检,那一年我被医师告知"肺部有积水"。于是我就去呼吸科把水给吸出来了,然后开始寻找出现积水的原因。结果发现,在支气管、肺动脉和肺静脉进出肺部所通过的肺门的位置上长了个 2 厘米的东西。由于我非常害怕用针穿刺取组织的活检,所以当时决定先观察治疗。

这个那个的又过了两年,到了 2014 年 9 月,我又去做检查,结果被告知,那个 2 厘米的东西已经长到 4 厘米了。其实我自己也知道自己肺部有点儿什么不对劲的东西,它还在继续长,这

就有点儿不太妙了。本来我们这代人就都抽烟,我一直抽到了70多岁。

10月,用支气管镜取了组织做了检查,判明是恶性肿瘤。

为了确认是否有转移,我做了CT和PET检查,并在紧靠肺部的淋巴结上发现可疑反应。但是医师判断认为,因为肿瘤靠近淋巴结,这是淋巴结为了对抗肿瘤、努力防止不好的东西向外扩散而出现的反应。这样的话这就不是转移,属于早期发现,当时的医院建议我做手术。

但是,我实在不想在自己身体上动刀,于是就在网上到处查找资料,结果发现了重粒子线这个疗法。本来我从小就一直喜欢物理学和天文学,经常会读一些放射线相关的知识的书,所以能够理解重粒子线的理论。

——您是自己找到重粒子线治疗的,对吧!

T先生:我先是问了M医院给我看病的那位女医师关于重粒子线治疗的事,但是她好像并不了解,她说,"我不是很清楚,您稍等一下",就去别的房间查信息去了。过了15~20分钟,她回来告诉我说,"我下载了介绍信专用纸,也会给放医研发传真。等对方回复了就和您联系"。

几天后放医研回信了,需要的资料数据也都集齐了,我就去了放医研。

放医研给我看病的医师是Y医师。Y医师说,要是我可以接受除夕当天出院的话,马上就可以帮我安排日程,年内就可以开始治疗。16次照射,住院4周。我当场立即预约了制作身体固定器具的日子,然后就回家了。

——听起来好像挺顺利的。

T先生:但是放医研方面看我从M医院拿过去的检查图像总感觉哪儿不太对,于是我又重新在放医研接受了PET检查。感觉存在问题的地方,就是那个肺旁边的淋巴结上出现的反应。

放医研的医师认为,说不定这个真是转移。如果真是这样,那周围也许还有其他隐蔽的转移。果真如此,就需要先吃两个月抗癌药再做重粒子线。于是,原定的 12 月的治疗计划就延期了。

我拿着放医研的信又回到了 M 医院,告诉医师我希望做化疗。结果 M 医院给我看病的医师说出来的完全是另一番话,"我们和放医研又没有什么关系,我们为什么要帮别的医院进行治疗?我院认为你淋巴结上的反应不是转移,而且我们应该也建议过您做手术的"。因为这个医师是内科医师,所以我就说,"能不能让呼吸科的外科医师帮我看一下?"。

12 月上旬,我去看了外科医师。给我看病的外科医师说"的确,说是转移也不是没有可能,如果放医研的医师认为应该先吃抗癌药控制一下,那么作为外科医师,我也是同样的意见。但是,希望化疗之后您能让我来帮您做手术"。

其实当时我误以为重粒子线治疗只要有一点儿转移就不能做了,实际上这个标准的表达是"如果有大范围的全身转移,则无法使用重粒子线对转移瘤进行逐个治疗",也就是说前面还有个定语"大范围的"。但是,由于我当时理解有误,所以外科医师的话让我产生了很大的动摇。心想,实在不行干脆手术得了。于是就以手术为前提开始考虑问题。

虽说如此,肺又不像是胃,就算切掉一部分也可以再缝合上,肺要是切的话,三分之一就是三分之一,有的时候肿瘤的位置要是不好甚至得切掉三分之二,要切掉这么大一块的话,肺活量当然会降低,生活能力当然会大幅下降。这也是我一直想尽办法逃避手术的原因之一。

——无论是谁,都会犹豫如何选择治疗方法吧。

T 先生:就在犹豫不决之间,我开始了化疗。虽然出现了脱发,但是好在没有出现其他副作用,还可以思考思考问题、出去走走什么的。我当时就想,"现在这么健康,为什么非得在身上动刀不可呢？"。要是真做手术的话，生活肯定会发生很大变化，这是最让人害怕的。我不愿意。

结果，抗癌药虽然让原发肿瘤小了一些，但是对淋巴结并没有什么效果。

于是我把我的情况和自己纠结的心情都告诉了放医研的 Y 医师，问他"抗癌药对淋巴结没有效果，我该怎么办？"，结果 Y 医师说"没关系。我关心的只是范围。没有扩大、没有变化的话就没问题。你放心来放医研吧"。

我可怎么办好？是做手术还是做重粒子线呢？

但是，既然 Y 医师都这么说了，我干嘛非要在自己身上动刀呢？于是我暗下了决心。

到了 M 医院我的主诊医师那儿，我告诉他，"我还是想做重粒子线治疗，不需要麻烦您写介绍信了，能不能把我的文件数据给我？"，结果医师当场就发火了，问我"你是一直在骗我呢么？"，我说"没有骗您"，但是医师说"手术都安排好了。今天或者明天就必须给出最终答复，否则又要往后延期。要是你回头说重粒子线还是不行、下周再回来找我，我可不负责。你在我们这儿诊断和治疗到此结束"。

——经历了这么多，您才重新回到放医研啊。

T 先生：本来约了 2 月做重粒子线治疗的日程，结果发现肺部有积水。为了弄清楚这是不是恶性肿瘤导致的积水，需要把水吸出来再进行培养，于是重粒子线治疗又延期了。

等到 1 周后想把肺里的积水吸出来的时候，结果积水已经没了，也没有什么其他问题，但是又赶上机器检修，最终，治疗又改到了 4 月中旬。这期间，为了控制肿瘤继续生长，放医研给我做了抗癌药化疗。

4 月中旬，我的重粒子线治疗终于开始了。住院期间相当无聊（笑）。因为重粒子既不疼也不痒，所以每天需要做的就是等待治疗以及在规定时间去治疗室。当时,每周五的治疗结束后,我就申请外出许可回到自己家里,然后周一去公司上班,下班回家后早点儿吃完晚饭就接着又去放医研。

每次照射本身只需要 30 分钟左右吧。医师会提前在电脑系统里登录好患者的呼吸规律形式,治疗当天正常呼吸就行,射线会在呼气结束的时候射出来。躺在那儿 30 分钟我经常会犯困,有时候甚至会睡着了打呼噜,医师就会把我叫起来。

根本就没有什么"抗癌"的感觉。除了往台子上躺 30 分钟以外,剩下的就是打发时间,根本就不需要和癌症"进行战斗"。

所幸,目前为止的 PET 和磁共振都没有显示我的肺癌有转移或者复发的迹象。病变部位也没有留下肿瘤的残骸。只是原来肿瘤病变部位的周边变得有点儿硬,每次咳嗽的时候会比较容易带出痰来。

◎ 肺癌之后是前列腺癌,为了彻底治疗而选择了重粒子线

——听说您肺癌治疗结束后,又发现了前列腺癌。

T 先生:我一直做体检,结果那次查出来了问题。前列腺癌的肿瘤指标 PSA 数值是 4.08,比标准值 4 高了一点。去泌尿科看了一下,医师告诉我有癌的嫌疑。于是我马上进行了病理检查,结果显示是中危前列腺癌。

医师给出的治疗方案有三种:因为年龄也比较大了,所以可以考虑不做手术,采取观察治疗;二是只使用内分泌治疗;最后一种是内分泌治疗加放疗。放疗中也包含重粒子线治疗。

听说前列腺癌进展比较缓慢,但是一旦转移到骨头就比较麻烦了。我对医师说"我的肺癌是用重粒子线治疗的,我的前列腺癌希望也能用重粒子线彻底治疗"。于是,泌尿科的医师马上

就从电脑中调出了放医研的资料,包括放医研的医师姓名在内,并且马上给我开出了介绍信。

其实这家医院就是我看肺癌最开始的时候去的那家 M 医院。虽说各个科室专业不同,但是,内科医师完全不知道重粒子线治疗,而泌尿科医师则理所当然地把重粒子线作为一个治疗方案的选项,同一家医院内部竟然有这么大的差别!

我的前列腺癌先经过了 3 个月的内分泌治疗,然后去做了12 次重粒子线照射,之后又做了 3 个月的内分泌治疗。

现在我的血液检查结果等都是先在 M 医院给医师看过之后,再自己发送到放医研让医师帮我确认,在两家医院的合作下进行跟踪观察。站在患者的立场上这么说可能有点儿不合适,但是我真的认为,查出来癌症的医院和治疗癌症的医院,本来就应该互相合作一起进行患者的跟踪治疗。

案例 7　　**K·H 先生**(60~70 岁)

治 疗 记 录

病名:前列腺癌

2004 年 10 月　　被诊断为前列腺癌、开始内分泌治疗

2005 年 12 月　　接受前列腺癌的重粒子线治疗

◎ 前列腺癌肿瘤指标 PSA 高达 147,被告知无法手术……

——生病之前,您的生活一直是以工作为中心吧。

K 先生:我当时的生活是想喝就喝,想吃就吃,只要喜欢就完全不会节制。每天的生活全是工作,到家一般都是半夜了。

55岁的时候从原来工作的公司提前退休,转职到了别的公司。就是从那时候开始,去厕所的次数逐渐变得多了起来,有时候一晚上要起来6次。当时以为只是年龄大了的缘故,就放着没管。但是,总归觉得不踏实,就在网上搜索大学医院,然后去大学医院里做了前列腺癌检查。结果,我的PSA值高达147。通常这个数值只要在4以上就会被怀疑是前列腺癌了,结果我的数值是147。泌尿科的医师也给我进行了触诊,医师用手一碰就确定,这是前列腺癌无疑了。

医师告知,没办法手术。主要是因为,肿瘤已经大到无论活检针从哪个方向刺进去都能碰得到的程度,而且还有少许浸润,要是手术不好可能会扩散到骨头和淋巴结里。

我也买了一些关于前列腺癌的书看了看,像自己这种情况,基本上不剩下什么寿命了,一般也就还能活几个月。我妻子说"读那些有什么用,又不是读了就能治好",她还挺积极乐观的(笑)。

本来还试着写了写遗书,觉得实在太傻而作罢,主要是根本想不出来该写点儿什么。

——治疗是怎么进展的?

K先生:先是内分泌治疗。这个非常有效。内分泌治疗开始1年后,医生建议我做放疗,说是虽然个体情况会有差异,但是总体上PSA值一开始就很高的人,内分泌治疗的效果会相对较早地开始减弱,如果做放疗的话则可以延长内分泌治疗的效果。于是我决定做放疗。

接下来去做诊查的时候,主治医师推荐说,别做传统放疗了,做重粒子线吧。医师告诉我,在千叶有一家不错的医院,指的就是放医研。但是,当时重粒子线只是刚刚被认定为高度先进医疗,能找到的信息也不是很多。X线我倒是听说过,重粒子线什么的真是第一次听说。于是,我去听取了第二门诊医师的意见,被告知说重粒子线不会有太大副作用,于是我最终决定去放医研。医师告诉我重粒子线的治疗费很贵,但是恰好我加入的人寿保险在投保人确诊患癌后可以理赔 300 万日元,我就把这笔钱用做了治疗费。

——请您说说重粒子线治疗开始之后的情况。

K 先生:我把放医研需要的资料都带过去并进行了检查。几天后,放医研通知我符合条件可以做重粒子线治疗。当时正好有空床位,于是我立即住院开始治疗。

先是身体固定器具的制作花了 1 天时间。重粒子线照射了 16 次。记得当时要走到地下,那里有几间治疗室,然后就排号等待治疗。每次都要调整确定照射位置什么的,当时每次要花 1 个小时左右的时间。在这期间,会给我播放我喜欢的音乐,我从家里带过去了 10 首曲子。我还让医院的工作人员帮我拍下了自己接受重粒子线照射时的照片,当作纪念,毕竟这样的经历也是不可多得。

住院期间是很舒适的。虽然没有什么事情可做,但是因为不是手术,所以医院里也没有酒精的味道,和宾馆似的。房间很大,伙伴们都是做重粒子线治疗的病友。大家从日本全国各地来到这里,当时我是里面最年轻的。吃饭的时候,大家聚在食堂里谈天说地。后来,我们还建了一个 10 人左右的重粒子线同伴会。

但是,由于重粒子线照射有可能伤害到膀胱和肠道,所以我当时做了 3 次拍膀胱片的检查。每次都要把尿完全排净再注入生理盐水,这个检查比较痛苦。

住了 1 个月左右的院,年末的时候出了院。正月是在自己家里过的。当时,孩子们也还在家里。

本来我是想稍微休息一下的,结果公司特别忙,人手不足,于是我 1 月中旬就恢复了工作。但是由于身体比较容易疲劳,走路很困难,两只手要是都拎东西的话走路就会比较危险,所以我当时都是背着背包去公司。

治疗结束后,我每半年会去一趟放医研。剩下的就是定期做大肠内窥镜检查和 CT 检查。

◎ 发现癌症后 12 年,治疗也完成了,每天过着享受兴趣爱好的生活

——后来还在继续进行内分泌治疗吗?

K 先生:我每个月会去注射 1 次雄性激素抑制剂,剩下的是吃药。3 个月做一次检查。每次注射需要花半天时间,我一般会从中午就离开公司。当时身体挺吃力的,本来从公司出来后想休息一下,但是因为拿着手机所以经常有电话打进来(笑)。其实公司对我跑医院这件事儿还是给予了很大支持的,所以我也非常感谢公司。

内分泌治疗是在发现癌症的最开始的时候做了 1 年,中间夹着重粒子线治疗,后来又做了 3 年,一共做了 4 年的内分泌治疗。

内分泌治疗做的太多的话,骨头会变脆。所以我时不时会去测个骨密度,时刻当心不能摔倒、骨折,遇到台阶一定扶着把手。因为给我注射的是雌激素,我当时出现了体毛变稀疏的情况。

2008 年 11 月,由于各种数值逐渐稳定下来了,所以我结束了激素注射,进入跟踪观察阶段。现在我走路很正常,体毛也恢复了。

主诊医师说"您不用再来医院也没有问题了",这是在我开始癌症治疗 10 年之后的事儿。治疗终于告一段落了。但是我还是打算明年做体检的时候顺便再预约看一下医师。

——现在您的生活状态如何呢？

K 先生：还在继续工作呢(笑)。不过，现在我每天早上 6 点起床，晚上 7 点准时回家。从前几乎很少有和家人一起吃晚饭的时候，现在晚上只要没有应酬就肯定会回家。

在刚发现自己得了癌症的时候，我妻子对我说"你培养个兴趣爱好怎么样？"，于是我开始学大提琴。这还是我自打初中三年级音乐课以来第一次接触音乐(笑)。从 2006 年开始学，到现在都快 10 年了。今年夏天，我还参加了 100 多人规模的管弦乐器演奏会。要是没得癌症，我应该也不会去学大提琴。大提琴不像吉他，按琴弦没有"琴品"指引，所以学起来比较难，需要既用眼又用脑，倒是有助于预防老年痴呆。

然后，我还培养了打荞麦面的爱好，还专门去过几次荞麦面道场进行学习。现在一到年末我就会打跨年荞麦面，然后给孩子们送过去，都成了每年的惯例了，据说我孙子每年都特别期盼我的荞麦面。跨年的时候，家人一起吃个荞麦面，一起祝愿来年又是一个好年头。

——看来您现在很享受工作以外的生活啊。

K 先生：我发现自己患癌的时候是 55 岁，原本以为未来还很长，结果一看前列腺癌方面的书，我都震惊了，但是那时候无论如何不想放弃。

医院那边现在还存有我所有的检查结果等数据资料，我觉得患者自己最好也留一份检查和治疗的记录，这一点很重要。

然后，如果遇到了好医师，一定要信任他(她)。大家都是人，如果医患彼此脾气合得来、能够相互信赖的话，治疗也会往好的方向走。反之，如果彼此脾气合不来、不能相互信赖的话，治疗就很难开展了。我是真的遇到了好医师。

家人的鼓励也给我了很大的支持。我有三个孩子，他们正商量着要一起为我庆祝治愈的事儿呢。

某种意义上对我来说,得癌也不是件坏事儿。很多事情都有了不同的看待角度,还交到了朋友。以前对音乐完全不感兴趣,现在迷恋到都快不务正业了(笑)。今年我 67 岁了,还能这么精神,真是太幸福了。

Y·O 女士(40~50 岁)

治 疗 记 录

病名:颅底肿瘤(脊索瘤)

2002 年 1 月　左眼外展神经麻痹(斜视)手术

2003 年 7 月　被诊断为颅底斜坡脊索瘤、进行开颅摘除手术

2004 年 6 月　颅底脊索瘤术后残余肿瘤接受重粒子线治疗

2006 年 1 月　小脑脊索瘤摘除手术

2008 年 4 月　左眼外展神经麻痹(斜视)手术

◎ 原来斜视是因为头部深处长了复杂的肿瘤

——最开始您是眼睛出现了异常是吧。

　　Y 女士:以前我在风险投资公司工作。当时公司在北海道建分公司,我就住在札幌的短期出租公寓里,每天忙着到处跑,就是在那时候开始觉得眼睛不太对劲。左眼不能从中间往外侧转动,一看左边就重影,于是我就去了 S 医院的眼科就诊。

　　医院医师说,我左眼的黑眼球偏离了中心,控制眼球向外侧转动的神经麻痹了,这个病叫做"左眼外展神经麻痹",就是通常

说的斜视。几天后,我做了手术。

然而,手术后没多长时间,又出现了同样的症状。

于是我又去看了眼科,做了头部的磁共振,结果被诊断为颅底斜坡脊索瘤。听说脊索瘤经常长在脊髓下面的脊索的两端,也就是骶骨上、或者是支撑大脑的颅底斜坡上。我的情况是后者,是长在颅骨底部的最深的部分。

我左眼的异常,正是因为从我头部深处长出来的脊索瘤压迫了眼外展神经、导致神经麻痹而出现的症状。由于肿瘤长在头部非常深的位置,想要在不伤害周围脑组织以及神经的情况下把肿瘤摘除,据说是非常困难的。

于是我去找了很多关于脊索瘤的资料,进行了彻底的信息搜集。因为自己的哥哥本身就是医师,通过他我找到不少只有医院工作人员才能浏览的文献资料,真是没少做调查工作。好在由于自己的职业习惯使然,做调查这件事儿对我来说没有那么痛苦。

然后我听说东京 K 医院的 K 教授是这方面的专家,于是就拿了介绍信去东京找 K 教授看病了。

——这个病的治疗据说非常困难。

Y 女士:我自己就不用说了,我丈夫和其他家人也都非常担心。但是,K 医师是非常值得信赖的人,所以我就打算完全听从 K 医师的意见进行治疗。

2003 年 7 月,我接受了摘除脊索瘤的开颅手术。

做了手术后,体力逐渐恢复,我以为自己已经痊愈了,就进入了一家新公司,在这家广告代理公司负责广告制作和媒体联络,过着一边享受工作一边享受居家生活的日子。然而,第一次手术怎么都无法切除干净的残余肿瘤又开始生长了,定期检查的时候发现我的肿瘤变大了。知道肿瘤复发了的时候,我震惊到连话都说不出来了。

K 教授告诉我,对于残余肿瘤,接下来的治疗方案是重粒子线。

以前的我,从事着喜欢的工作,作为爱好还经常去红酒教室品品红酒,结婚的时候在札幌买了公寓,里面摆的都是自己精挑细选的家具,时不时呼朋唤友到自己家里来开红酒餐会,日子过得非常充实。生病之后为了治疗,我不得不辞了工作、扔了爱好、改变了既往的生活,这些对我来说真的是非常大的打击。但是,我决定听从尊敬信赖的 K 教授的意见,接受重粒子线治疗,希望真的能把肿瘤消掉,我只能不停祈祷。

——请您讲讲重粒子线治疗时的相关情况。

Y 女士:我在放医研住了 4 周院,接受了 16 次重粒子线照射。照射时是戴着提前制作好的固定器具进行的,以防止头部出现移动。

因为不是外科手术,所以住院期间也不需要整天躺在床上,到了规定时间就去重粒子线放射治疗室就行了。开始的时候还很紧张,后来熟悉了,每次去照射的时候,和同屋患者说一声"我去一下就回来",就走了;照完回来的时候,彼此说一句"我回来啦""你回来啦",就是这种轻快的感觉。虽然我照射的部位是头部中心区域,然而完全没有出现头疼等症状,住院也完全没有压抑的心情。吃饭也不是在床上,而是在食堂里和其他患者一起吃,要是遇到同样是头部照射的人,就会一起聊聊病情、交换一下信息。住院期间认识的患者同伴们至今依然时不时就聚一下、聊聊天。

重粒子线治疗结束后,我重新回到了工作岗位上,但是 2 年后的 2006 年 1 月,在定期检查做磁共振的时候,又在左小脑上发现了肿瘤。我自己并没有什么自觉症状,是医师从图像上发现的。然后我又做了开颅手术,把左小脑上的脊索瘤给摘除了。

之后,再次出现了左眼外展神经麻痹的症状,2008 年 5 月,我又做了眼科手术。

◎ 经过开颅手术和重粒子线治疗后生了一个健康的女孩

——您真是经历了很多次重大治疗啊。

Y 女士：以前就和丈夫商量过，想要个孩子。正好在第 2 次眼睛的手术结束后，我开始在札幌 S 医院认真进行不孕不育治疗。经过多次治疗之后，通过人工授精终于怀上了新生命。知道自己怀孕了的时候，我真是又高兴又兴奋。怀孕过程很顺利，2009 年 2 月，我经过剖宫产生下了一个健康的女孩。

我为了摘除颅底斜坡脊索瘤做了 2 次开颅手术，中间经过重粒子线治疗，又做了 2 次眼睛的手术，直到生产，我的案例甚至被 S 医院妇产科的医师写进医学论文里面了。

但是，由于经过了这么多次手术和治疗，我的左脑和右脑都出现了炎症（脑炎）问题，和记忆功能有较深关系的海马区附近还出现了血肿，因此会有记忆障碍和耳鸣等问题，也不被允许开车，日常生活上会有一些不方便。所以我都是骑自行车上下班以及接送女儿上下辅导班等。

虽说如此，毕竟是重粒子线治好了我手术没能摘干净的脑肿瘤，给自己留下了一条命，还平安地生下了孩子，真的是非常非常感谢重粒子线。治疗费虽然比较高，但是考虑到治疗所使用的设备和技术成本，这个金额也是可以接受的。

现在我是让札幌的 S 医师帮我看病，S 医师是致力于脑肿瘤治疗的脑外科医师，听说 S 医生以前也是在大学医院里工作的，后来到海外学医，回日本后独立行医了。S 医师也是一位很好的医师，一直致力于救助被脑肿瘤所折磨的患者，特别是小儿脑肿瘤的患者。

能够遇到这么多优秀的医师,真的想从心底里表达自己的
感激之情!

 案例 9　**N 女士(20~30 岁,奥地利维也纳居住)**

治 疗 记 录

病名　头颈部肿瘤(右腮腺腺样囊性癌)

2010 年 10 月　被诊断为右腮腺腺样囊性癌

2011 年 1 月~2 月　接受重粒子线治疗(16 次照射)

2011 年 2 月末　回到奥地利维也纳

◎ 在充满希望的 28 岁时发现自己得了唾液腺恶性肿瘤

——请您给我们讲一下您刚发现得病时的情况吧。

N 女士:2010 年,我才 28 岁,还很年轻,对未来充满希望。
但是,这个时候我的面部出现了麻痹症状,于是我去了耳鼻喉科
就诊。一开始怎么也查不出来是什么问题,在做了一系列的检
查之后,终于诊断出了结果:耳垂附近分泌唾液的腮腺上长出来
的恶性肿瘤——右腮腺腺样囊性癌。

回家后,我立刻上网去查这到底是个什么病,看到网上有一
些同样得了这种病的人说,这种病的治疗非常困难、无法与之抗
争等。但是,我暗下决心"一定不要和他们同样的命运! 绝对不
放弃! "

——这种决心是您希望了解自己疾病的最强大的动力吧。

N 女士:我和我母亲为了寻求第二门诊医师的意见,跑遍了
欧洲各地的医院。但是,所有医师下的诊断都是"需要将肿瘤连

同面部神经一起切除",为此我受到了极大打击。这意味着,如果我接受手术,那么我吃饭、说话都会出现问题,外貌也会受损,从此不得不带着这些问题生活下去。最让人无法接受的是,这是个要做 18 个小时的大手术,却并不能保证治好我的病。但是我要是就这么放着的话,面部神经麻痹也不会好转。

于是我开始调查手术以外是否还有其他疗法。首先我了解到,对于这个肿瘤,抗癌药、内分泌治疗和免疫疗法都没有效果。然后,我开始调查放射线治疗,然而这次得知的内容更令人震惊:尽管有这么多种效果各异的放疗方法,但是并不是所有做放疗的医院都能接收我。而且,如果选择传统的光子线进行放疗的话,局部(腮腺)肿瘤被控制住的 4 年局部控制率只有区区 24%。如果使用可能限度内的最大剂量进行治疗,万一照射范围内肿瘤复发了,也无法再次使用放射线治疗了。

如果我选择了这样的疗法,那么很可能会有两种结局:要么会在今后的生活中一直抱有健康上的问题,要么我会输掉和癌症的这场战争。治疗方案的选择上,真的是不能放弃,必须极为慎重。

在这个过程中,我遇到了重粒子线放射治疗。据说重粒子线治疗的 5 年局部控制率达到将近 90%。像我这样的没有做过手术的病例,医师说应该也能达到同样高的局部控制率。也就是说,肿瘤复发的可能性会很低。这句话给了我极大鼓励,让我开始相信"我能治好!"。

——真是看到了希望之光啊。

N 女士:为了接受重粒子线治疗,我来到了日本千叶县。当时,世界上能做这种治疗的只有千叶的放医研这一个地方。我到达医院的时候,受到了工作人员的热情温暖的接待。

之后的进展非常顺利。我被介绍住进了可以徒步往返医院的出租公寓,这样即使远离家乡奥地利,也能较为舒适地生活。

我做了血液检查、磁共振、PET 和 CT 检查,制作了身体固定器具。然后按照医师们给我制定的计划,终于开始了重粒子线治疗。

在约 4 周的时间里,我一共接受了 16 次照射,为了防止我在过于宽敞的医院内走丢,工作人员每次都会从门诊接待处一直陪着我走到治疗室。照射时间在 10 分钟左右。治疗室内会播放我喜欢的音乐,这特别有助于我缓解治疗中的紧张情绪。照射本身完全没有疼痛。但是,初次照射结束之后的 2 小时后,我的患处产生了很强的疼痛感,医师给我开了强效止痛药。尽管如此,我当时一直很乐观,想着"这是照射的正常反应,不是负面征兆,这是癌细胞被破坏、开始往治愈方向转变的表现"。

之后的治疗中,我的身体没有出现什么问题,所有治疗结束时体重甚至还增加了 2 千克多。体重增加这件事让我很惊讶,因为我在网上读到过接受头颈部区域光子线放疗的人们的经验谈,他们说由于强烈的疼痛无法饮食,有时甚至需要插胃管才能摄取营养,所以会瘦 10~20 千克,等等。

在我为了治疗而来到日本 7 周之后,我向放医研承诺,将在回到维也纳后每半年接受一次磁共振检查确认治疗效果,并将为了今后重粒子线治疗的发展而向日本提供图像资料等,然后我经许可出院回国。

◎ 从奥地利维也纳来到日本,庆幸自己拥有接受重粒子线治疗的勇气

——您在赴日 7 周后就能够回国了啊。

N 女士:按照约定,治疗结束半年后,我在维也纳的医院接受了第一次磁共振检查。医师看到结果时十分惊讶,因为肿瘤的大部分都消失了,肿瘤造成的面部神经麻痹也有慢慢恢复的

倾向。我去做重粒子线治疗之前，本来医师说我面部神经麻痹已经没有恢复的可能性了，听说日本那边的医师知道我面部神经麻痹正在恢复的时候也很惊讶。

我现在非常确信，重粒子线对于难治性癌症是最佳治疗选择。重粒子线具有非常强的细胞杀灭能力，对于其他放射线无法杀灭的癌细胞，重粒子线也能发挥功效。由于重粒子线会对目标肿瘤进行绵密且精准地照射，因此不会对正常组织造成太大伤害，能将放疗的副作用降至最低程度，这对患者是非常有利的。

迄今为止我也认识不少同样得了腺样囊性癌、但是使用了其他疗法治疗的患者，他们中的大部分人都有健康问题，有的人甚至已经离世了。我从治疗开始，至今已经过去 6 年了，肿瘤没有复发，生存质量也一直得到较好的维持。

我觉得自己非常幸运，能够找到重粒子线治疗，能够拥有为治疗而赴日的勇气，并且能够实际接受重粒子线治疗。真的是万分感谢，我非常知足。

最近，为了帮助那些被确诊为腺样囊性癌的人，我正在积极进行重粒子线治疗的推介活动。作为其中一项，我在 *Krebs innovative geheilt*（英文题目 *Cancer innovatively healed*）这本书中，对有益的癌症治疗方法进行了简明易懂的解说。此外，我还在不断学习可能对健康造成影响的饮食生活、营养辅助食品方面的知识。

对于给予我第二次生命的日本医疗团队的各位工作人员，我真心地想对他们说声，谢谢！

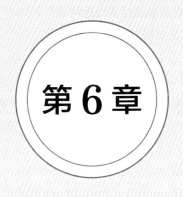

第6章

大步前进中的重粒子线
治疗技术

◎ 不断充实的先进医疗

强化逐渐降低患者高额医疗费负担的医疗新体制

"先进医疗"是根据"厚生劳动大臣规定的使用高度医疗技术的疗养"文件、为了拓展日本国民的治疗选项、提高医疗的便利性而设置的,先进医疗被承认为可以和保险诊疗并行使用。厚生劳动省在发放许可时,会限定每一种医疗技术的适应证(作为治疗对象的疾病、伤病及其症状)以及可以实施该技术的医疗机构。

放射线医学综合研究所医院(放医研医院)也是先进医疗实施机构之一。现在,"头颈部肿瘤、肺/纵隔肿瘤、消化道肿瘤、肝胆胰肿瘤、泌尿器官肿瘤、乳腺/妇科肿瘤或者转移性肿瘤(均限于预期可以根治的情况)"的重粒子线治疗已经被认可为先进医疗。

"先进医疗相关费用"不在健康保险支付范围内,需要由患者全额负担(图 45),但是和一般诊疗共通的部分(诊查、检查、给药、住院费等)都与普通的保险诊疗同样处理。与所有费用均需

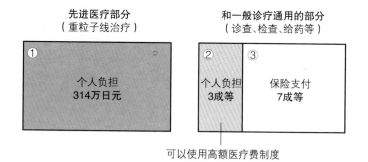

图 45 重粒子线治疗费

患者全额负担的"自由诊疗"相比,先进医疗和一般诊疗相混合的方式可以稍微减轻一些患者的经济负担。

重粒子线治疗在相关专家的努力以及日本政府的支持下,在治疗技术和治疗设备方面取得了巨大进步,这使得重粒子线的社会评价不断提高。民间医疗保险公司也充实了"先进医疗保险附加险"险种,还出现了高额医疗费直接由保险公司支付给医疗机构的直接支付系统。

目前,被认定为先进医疗的医疗技术共有62种(除去第3项先进医疗"先进医疗B"),但是,并不是说所有先进医疗项目的费用都很高;而且,对于个人患者来说,接受先进医疗的概率也并不是太高;还有一部分疾病已经可以使用公费医疗保险了。考虑上述几点,也许有人会觉得个人没有多大必要加入"先进医疗附加险"。但是,保险毕竟是为了以防万一,拿重粒子线治疗来说,300多万日元的高昂医疗费只需要每个月交一百到几百日元的附加险保费就可以覆盖了,这个性价比还是不错的。

重粒子线治疗的支援措施还不止上述这些。神奈川县、群马县、福冈县、佐贺县、鸟栖市等地方自治体为其境内居民提供接受重粒子线治疗的支援措施,如承担部分医疗费用、或是补贴利息等,目前实施这种措施的还主要局限于上述重粒子线设施所在的地方自治体及其周边地区。对于先进医疗、特别是重粒子线治疗,很多人都抱有"很贵"的印象。虽然的确如此,但是,有这么充实的民间医疗保险以及地方自治体的政策支持,这些都会成为患者安心接受重粒子线治疗的强有力的后盾。

能够获得这么多社会支持,这也说明重粒子线的治疗成果已经获得广泛认可。

特大喜讯:骨与软组织肿瘤被纳入公共健康保险支付范围

从2016年4月开始,"不适合手术的骨与软组织肿瘤"的重粒子线治疗被纳入国民健康保险支付范围之中。

第 4 章中我们已经详细介绍过,难以手术切除的骨与软组织肿瘤的重粒子线治疗从 1996 年开始进行临床试验,2003 年被认定为先进医疗。这次被纳入保险适用范围是有附带条件的,即"仅限于无法用手术切除的情况下",不过这也正是重粒子线能够发挥本领的地方。因此,从肿瘤发生部位上来看,国民健康保险支付范围内的重粒子线治疗对象主要是手术困难的骨盆、脊椎骨以及附近区域发生的骨肿瘤与软组织肿瘤。

在日本,每 2 人中就会有 1 人在一生中罹患某种癌症,每 3 人中就会有 1 人死于癌症。癌症不会分人,无论是贫穷还是富有,所有人在患癌可能性上都是"平等的"。这种情况下,好不容易才确立起来的先进医疗制度,如果只有少数富裕的、通过民间保险附加险为自己进行了充分准备的人才能够享受的话,那就实在太可惜了。

如果是可以使用公共医疗保险报销的疾病,那么患者只需要负担医疗费的 3 成(根据年龄稍有变动)即可,而且还能利用高额疗养费制度,这个制度能让患者的医疗费负担进一步减轻。

为了今后能有更多疾病的重粒子线治疗被纳入保险支付范围,我们也会继续全力以赴以交出更多满足条件的治疗成果。

灵活运用日新月异进步中的医学新成果

2016 年 4 月,儿童固态肿瘤(神经母细胞瘤、横纹肌肉瘤等)的质子线治疗被纳入健康保险支付范围。对于儿童癌症,虽然有一些比较先进的医院可以部分减免高额医疗费,但是即使这样,孩子的医疗费依然是父母巨大的经济负担。所以,这次儿童固态肿瘤的质子线治疗效果得到承认、被纳入公共健康保险支付范围一事,对于患者及其家属来说都是一个特大好消息。特别是对于我们这些从事粒子线治疗的人来说,这真是巨大的鼓舞!质子线治疗和重粒子线治疗两者共同进步,才能为更多的患者带来更多希望。

医学的进步令人目不暇接,特别是由于癌症几乎已经成为日本的"国民疾病",促使医疗技术、机器设备的开发也在不断加速。

第4章中我们曾经说过胰腺癌的早期发现非常困难。毋庸置疑,CT(电子计算机断层扫描)和超声波检查是癌症早期发现的重要武器,但是CT的精度以及是否使用提高特定器官观察效果的增强造影剂等也会影响检查结果的精确度。

癌症治疗最有效的莫过于尽可能"早期发现、早期治疗"。如今,以大肠癌为代表的很多癌症,只要能够早期发现,实现治愈已经是越来越平常的事情了。重粒子线治疗的适应条件之一也是"没有转移"。如果是处于尚未转移的早期阶段的癌症,那么重粒子线治疗的效果就会更好。

定期体检,正是所谓的"防守就是最好的攻击"。

◎ 今后的重粒子线治疗

重粒子线能够治疗传统 X 线无法奏效的腺癌等

癌症的早期发现早期治疗方面的进步可谓令人目不暇接,重粒子线治疗的技术进步也同样迅速,甚至有过之而无不及。在前些章中我们已经对重粒子线治疗的发展过程有过介绍,这里再重新简要总结一下。

放射线医学综合研究所(放医研)研发出了世界上第一台医用重粒子加速器,并于 1994 年 6 月开始了碳离子线(重粒子线)癌症治疗的临床研究。

从那时开始的 20 多年的时间里,截至 2016 年末的数据显示,有 1 万名以上的患者接受了重粒子线治疗。当然有一点必须要说明:重粒子线并不能包治所有癌症。但是,从目前为止的临床经验来看,重粒子线确实可以治疗很多其他疗法难以奏效的难治性癌症,对于前文中介绍过的若干组织类型的恶性肿瘤具有良好的治疗效果。在此过程中,重粒子线癌症治疗装置不断实现小型化,扫描照射装置以及使用超导磁铁的小型轻量旋转机架也被开发出来并投入使用。作为由呼吸引起的器官移动(目标移动)问题的对策——"呼吸门控照射法"也是日本研发出来的。此外,日本还开发出计算放射线剂量的软件。通过这些努力,一方面减轻了患者的身体负担,同时也实现了对于多数部位上的肿瘤的高精度照射。

　　缩短照射疗程也是重粒子线治疗研究的一个主要目标。这一目标的实现,基础在于重离子线所具有的剂量分布聚集性和生物学特性。研究者们一直在努力尝试逐渐增加单次照射剂量,在确认安全性的同时逐渐减少照射次数。

　　这种短疗程照射法具有十分重要的意义。因为重粒子线治疗设施的数量十分有限,为了让更多患者能够接受治疗,分配给每位患者的时间越少则整个设施的运转效率越高。如图46所

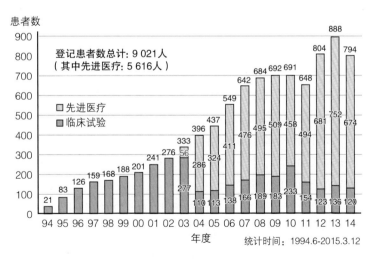

图46　重粒子线登记患者人数推移(2014年)

示,患者数量处于不断增加的趋势,其理由之一就是由于重粒子线治疗的照射次数缩短了。

第3章中曾经介绍过,重粒子线治疗有效的肿瘤部位是"头颈部(含眼睛)""肺""肝脏""胰腺""前列腺""骨与软组织""直肠癌术后盆腔复发"等,从组织学分型上看,即使是传统的X线难以奏效的腺癌系肿瘤(腺癌、腺样囊性癌、肝细胞癌)或是肉瘤系肿瘤(恶性黑色素瘤、骨与软组织肉瘤),重粒子线也有较好效果,这一点已经得到证实。

此外,重粒子线治疗相关的不良反应(副作用)非常轻微,这一点也得到了确认。

使用重粒子线的新联合治疗方案正积极推进

虽然我们也希望重粒子线能够治疗所有癌症,但是对于已经发生远处转移的恶性肿瘤,单靠手术或重粒子线等局部疗法的话,效果确实非常有限。既然如此,如果将重粒子线和其他疗法联合使用,是不是能够提高局部控制率和生存率呢?带着这样的思考,很多联合疗法的尝试已经开始进行了。

如,第4章中曾经介绍过,对无法手术的胰腺癌患者使用抗癌药和重粒子线进行的联合治疗取得了2年生存率50%的良好成果。癌症治疗中,将不同疗法组合在一起实施"联合疗法"是比较普遍的。但是,在重粒子线治疗中,为了明确重粒子线本身的局部治疗效果,一直以来都只进行"重粒子线单独治疗"。目前,重粒子线的"局部控制率"已经得到大幅提高,接下来,为了提高患者的"生存率",在个别肿瘤的治疗上,重粒子线和抗癌药的联合治疗已经开始被用来作为远处转移的对策疗法。我们不希望重粒子线陷入"唯我独尊"的自大之中,如果联合疗法切实有效的话,我们将积极推动其使用推广。

实际上,在头颈部的黏膜恶性黑色素瘤以及宫颈癌等恶性肿瘤的治疗中,要想进一步提高治疗效果则非常有必要对远处转移采取对策,因此我们正在进行重粒子线和抗癌药的联合治疗,同时也在探讨肺、食管和大肠等部位的恶性肿瘤的治疗是否可以使用新的联合疗法。

最近据报道称,使用免疫检查点抑制剂(抗 PD-1 抗体)和立体定向放射治疗相结合的方法,可以提高 T 细胞的免疫力。如果换成是原本副作用就较少的重粒子线治疗,这种联合疗法的治疗效果也许可以进一步提高,今后的成果令人期待。

放医研的重粒子线治疗中,有一部分疾病(占全部的 20%左右)和先进医疗一起一直在持续进行临床试验。

由于乳腺癌的患者人数较少,因此没有在第 4 章中单独介绍,实际上我们对乳腺癌也在使用重粒子线进行治疗。日本国立癌症研究中心 2015 年推断统计数据显示,乳腺癌的患者人数为 8.94 万人,位居首位,好在半数以上的乳腺癌患者在确诊时处于 I 期以下。也正因为如此,人们更希望寻求能够维持治疗完成后的生存质量的疗法。

早期乳腺癌的标准疗法是乳房部分摘除术和术后乳房整体放疗。目前,乳腺癌的治疗方法基本上已经确立了,临床上已经明确了对于低危乳腺癌患者只需对肿瘤周围进行放疗即可。但是还有一些问题尚待解决。例如,仍然需要手术切除肿瘤、术后照射的治疗期间过长等问题。为此,针对早期乳腺癌患者,放医研医院为了寻找对身体伤害较小的乳房温存疗法,正在研发能够替代肿瘤切除术的重粒子线短程放疗法。

◎ 今后将在日本全国各地普设重粒子线设施

装置小型化促进了重粒子线治疗的普及

放医研医院位于千叶县,因此关东地区的患者居多,但是从东日本(包括北海道)、西日本各县前来的患者也不少。截至本书成稿的2016年,日本的重粒子线治疗设施共有5家——放医研医院(千叶县:HIMAC)、神奈川县立癌症中心(iROCK)、群马大学重粒子线医学研究中心(GHMC)、兵库县立粒子线医疗中心(HIBMC)、九州国际重粒子线癌症治疗中心(佐贺县:SAGA-HIMAT)。此外,还有2家新的重粒子线设施正在建设当中,分别是在山形县和大阪府(大阪重粒子线中心已于2018年建成并开始治疗,译者注)。

今后,重粒子线治疗有望进一步普及,但是问题在于,包括加速装置和设备用房在内的建设费用数字过于庞大。因此,放医研已经开发出小型普及型的治疗设备,这种治疗设备(加速器和设备用房)的大小和建设费都只需要HIMAC的三分之一左右。在占地面积上,相对于HIMAC的120米×65米,小型普及型设备只需50米×60米,且小型普及型设备的一大特征就是加速器性能与HIMAC相比毫不逊色。群马大学、佐贺县的Saga HIMAT、神奈川县的iROCK先后导入了这种小型普及型设备,现在正在为众多患者服务。

设备设施的小型化有望成为重粒子线治疗进一步普及的契机。治疗设施越多、分摊到每台装置的成本就越低,治疗费也可以相应降低,患者增加后,治疗设施又可以进一步扩增,由此产生良性循环,这是笔者十分期待看到的。

日本在2016年,除已经投入运行的5家设施以外,山形大学医学部附属医院和大阪府立医院机构也在建设重粒子线治疗设施。待这些设施建成之时,日本全国即使不能说是到处都有重粒子线设置,也可以说是相当一部分地区实现了重粒子线设施覆盖。

放眼世界,2016年日本以外的重粒子线治疗设施共有7家(德国2家、意大利1家、奥地利1家、中国3家)在运行建设中。

除此以外,包括美国在内的世界上的很多地方都在计划建设重粒子线设施。这些设施都和放医研有技术合作关系。由此,日本开发的重粒子线治疗技术逐渐向世界普及。今后的当务之急是人才培养,在这一领域日本也承载着世界的期待。

放医研曾经开发了能够自由设定照射方向的旋转机架,现在又通过超导技术的应用将旋转机架的体积缩小到原来的二分之一,这种小型旋转机架马上将在 2017 年 4 月开始临床应用。

2016 年 4 月,放医研和日本原子能研究开发机构的核融合研究部门、量子科学研究部门合并,组成了量子科学技术研究开发机构(量研机构),站在新的起点上再次出发。量研机构整合了原各单位所掌握的重粒子线治疗研发技术、超导研发技术、激光离子加速研发技术等,发挥各自特长,正在蓄势待发准备开展新型"第五代量子线癌症治疗装置"的研发工作。

"第五代量子线癌症治疗装置"的研发目标是,从加速器本体到旋转机架将全部导入比现有设备磁场更高的超导磁铁,同时使用激光进行离子加速,所有治疗装置的大小将全部达到 10 米 × 20 米左右的程度。此外,为了能够实现更多种类的癌症治疗,我们计划尝试一种被称为 IMPACT(Intensity Modulated Composite Particle Therapy、调强复合粒子治疗)的新疗法,即,除了碳离子以外,我们还将尝试加速其他几种不同的离子,然后将最合适的离子组合在一起进行癌症治疗,这种 IMPACT 的放疗方法也可以被称为无需开刀的"量子刀"。如果这种"量子刀"真的能够实现,也许可以期待终有一天,日本能够成为没有人因癌症而死亡的"癌症零死亡"社会。

本书执笔过程中,参考了放射线医学综合研究所以及各相关机构的学术论文、宣传杂志、网页等诸多资料,在此表达衷心感谢!

平野　敏夫　　（现　量子科学技术研究开发机构　理
　　　　　　　　事长）

岛田　义也　　（现　量子科学技术研究开发机构　理事）

野田　耕司　　（现　放射线医学综合研究所　所长）

辻　比吕志　　（现　放射线医学综合研究所医院）

山本　直敬　　（现　放射线医学综合研究所医院）

山田　滋　　　（现　放射线医学综合研究所医院）

小藤　昌志　　（现　放射线医学综合研究所医院）

长谷川　安都佐（现　放射线医学综合研究所医院）

唐泽　久美子　（现　东京女子医科大学　放射线肿瘤学
　　　　　　　　讲座教授）

安田　茂夫　　（现　千叶劳灾医院　放射线科部长）

2017 年 3 月

辻井博彦、镰田　正

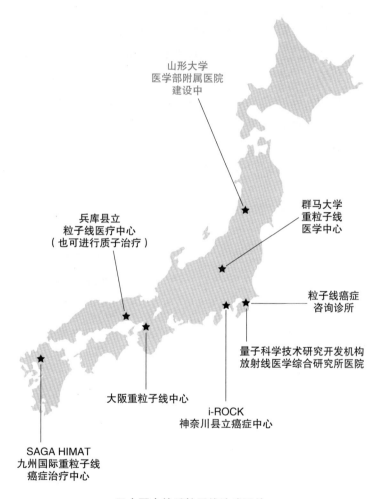

日本国内的重粒子线治疗设施

● **日本国内外各重粒子线治疗设施简要概况**

截至 2016 年 5 月，世界上的粒子线治疗设施共有 68 家，其中质子线设施 56 家、重粒子线单独的设施 6 家、质子线 + 重粒子线设施 6 家。其中，日本国内的质子线设施有 10 家、重粒子线设施 4 家、质子线 + 重粒子线设施 1 家，共 15 家设施处于运行当中。

特别是重粒子线单独的设施和质子线 + 重粒子线设施方面，日本国内运营中的设施数量占据世界半数，至今已经为 1.5 万名以上的患者提供了治疗。

按照国家分类的话，截至 2016 年 5 月，运行中的重粒子线设施在日本有 5 家（大阪重粒子线中心已于 2018 年开始运行，截至 2018 年日本共有 6 家重粒子线设施，译者注）、德国有 2 家、中国有 2 家、意大利有 1 家。

最近，日本国内的重粒子线设施已经开始和其他医院联手为癌症患者提供第二诊疗意见服务了。

● **日本国内各重粒子线治疗设施简介**

重粒子线具有适合于癌症治疗的特性，具体信息请参考下述各设施的网页。

1. QST 医院（原放射线医学综合研究所医院）

地址	千叶县千叶市稻毛区穴川 4-9-1
电话咨询	0081-43-206-3181（国际治疗研究中心）
	0081-43-206-3306（医院事务科）
传真	0081-43-206-3188
网页地址	https://www.nirs.qst.go.jp/hospital/
治疗开始时间	1994 年—
设施详细情况	设备供应公司：东芝、三菱电机、日立、住友重机
	束流能量：430MeV/u

治疗室:6 间(水平 ×2、水平 / 垂直 ×3、旋转机架 ×1)

照射方法:散射法(1994 年—)、笔形束扫描法(2011 年—)

总建筑面积:约 30 380m²

2. 兵库县立粒子线医疗中心

地址　　　　　兵库县龙野市新宫町光都 1-2-1

电话咨询　　　0081-791-58-0100(总机)

网页地址　　　https://www.hibmc.shingu.hyogo.jp/

治疗开始时间　2002 年—

设施详细情况　设备供应公司:三菱电机

束流能量:320MeV/u

治疗室:5 间[质子线 ×2、重粒子线 ×3(水平、水平 / 垂直、45 度)]

照射方法:散射法

总建筑面积:约 12 000m²

3. 群马大学　重粒子线医学研究中心

地址　　　　　群马县前桥市昭和町 3-39-15

电话咨询　　　0081-27-220-7733(患者支援中心)

网页地址　　　https://heavy-ion.showa.gunma-u.ac.jp/

治疗开始时间　2010 年—

设施详细情况　设备供应公司:三菱电机

束流能量:400MeV/u

治疗室:3 间(水平 ×1、垂直 ×1、水平 / 垂直 ×1)

照射方法:螺旋散射法

总建筑面积:约 6 300m²

4. 九州国际重粒子线癌症治疗中心

地址　　　　　佐贺县鸟栖市原古贺町 3049

电话咨询	0081-942-50-8812（商谈、预约、咨询）
网页地址	https://www.saga-himat.jp
治疗开始时间	2013 年—
设施详细情况	设备供应公司：三菱电机

束流能量：400MeV/u

治疗室：3 间（水平 /45 度 ×1、水平 / 垂直 ×2）

照射方法：散射法、笔形束扫描法

总建筑面积：约 7 510m^2

5. 神奈川县立癌症中心　重粒子线治疗设施 i-ROCK

地址	神奈川县横滨市旭区中尾 2-3-2
电话咨询	0081-45-520-2225（重粒子线治疗电话咨询窗口）
网页地址	http://kcch.kanagawa-pho.jp/i-rock/index.html
治疗开始时间	2015 年—
设施详细情况	设备供应公司：东芝

束流能量：430MeV/u

治疗室：4 间（水平 ×2、水平 / 垂直 ×2）

照射方法：笔形束扫描法

总建筑面积：约 7 000m^2

6. 大阪重粒子线中心

地址	大阪府大阪市中央区大手前 3 丁目 1-10
电话咨询	0081-6-6947-3210
	0081-6-4794-3215
网页地址	https://www.osaka-himak.or.jp
治疗开始时间	2018 年—
设施详细情况	设备供应公司：日立

束流能量：430MeV/u

治疗室：3 间（水平 /45 度 ×1、水平 / 垂直 ×2）

照射方法：笔形束扫描法

总建筑面积：8 849m^2

157

粒子线癌症咨询诊所

地址	东京都千代田纪尾井町 4-1 The New Otani Hotel 1F
电话咨询	0081-3-3239-0556
网页地址	http://ryushisen.com

"粒子线癌症咨询诊所"是日本首家重粒子线癌症治疗的"第二诊疗意见门诊",由知识经验丰富的重粒子线治疗机构的专业医师轮流坐诊,如果前来就诊的患者符合重粒子线治疗条件,则可以迅速接受治疗。

如果患者不适合重粒子线治疗条件,我们将在听取患者意见的基础上向患者介绍最佳疗法。

对于已完成重粒子线治疗的患者,为患者方便考虑,可以在本诊所使用保险进行跟踪观察。

同时,本诊所也在积极接收希望进行重粒子线治疗的海外患者。

29